7-fältiger Weg zur Therapie

Holistische, spirituelle Medizin

Deutsche Version Dezember 2017

Neue Möglichkeiten in der Heilung durch Raum und Zeit, eine spirituelle Reise durch die Körperenergie.

Heilung durch den Exzess, die Schwäche und den mittleren Punkt. Auf der Anthroposophie basierend.

Eine Hinzufügung und Ausweitung meines Buches "Holistische (Veterinär) Medizin".

Von

Are Simeon Thoresen, DVM

7-fältiger Weg zur Therapie

Holistische spirituelle Medizin

Denken

Ein holistischer Blick auf die spirituelle Medizin basierend auf der Anthroposophie und Denken

Von
Are Simeon Thoresen DVM

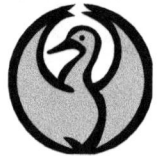

© 2017 Are Simeon Thoresen, DVM

Anfragen über die Rechte an diesem Buch:

Are Simeon Thoresen
Leikvollgata 31
3213 Sandefjord
E-mail: arethore@online.no

Alle Rechte vorbehalten.
Die Vervielfältigung und Übertragung auch einzelner Textabschnitte, Bilder oder Zeichnungen ist- mit Ausnahme der Vervielfältigung zum persönlichen und eigenen Gebrauch gemäß §§ 53, 54 URG- ohne schriftliche Erlaubnis des Autors nicht zulässig.

Aus dem Englischen übersetzt von Pål Hanson, Kristin Heczko, Yvonne Marchhoff und Manja Bendict. Danke!!

ISBN-

Diesem Buch wurde eine CreateSpace ISBN zugewiesen.

Veröffentlicht durch Amazon

*Gewidmet Allen
die zu Heilen
und zu Verstehen
versuchen*

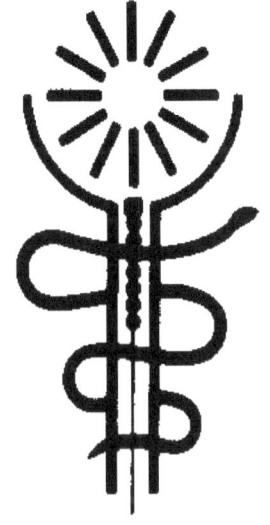

Inhaltsverzeichnis

Einleitung

Rudolf Steiners Gedanken über Christus, Ahriman und Luzifer

Kapitel Eins: Die 3-fältige Grundlage

Kapitel Zwei: Der 7-fältige Weg

Kapitel Drei: Die Instrumente des 3-fältigen und des 7-fältigen Weges. Neue Einsichten und Leistungen in der Pulsdiagnose. Eine weitere Vertiefung . Die 12 Schichten im Körper. Die große Bedeutung des Herzens.

Kapitel Vier: Eine spirituelle/energetische Betrachtung von Gesundheit und Krankheit. Die Dreieinigkeit kontra Dualität. Okzidentales Denken gegen Orientale Denken. Luziferische, Ahrimanische und Asurische *Wesen*. Christus als die heilende Mitte.

Kapitel Fünf: Die Behandlung des Exzesses. Das Problem der pathologischen Translokation. Die Behandlung der pathologischen Information.

Kapitel Sechs: Die Behandlung des Mangels. Das Problem der Dualität. Die Trinität-Lösung. Die Krebsbehandlung.

Kapitel Sieben: Die Behandlung der Mitte durch Osteopathie und Kranio-Sakral-Arbeit. Neue Wege der Behandlung von Krebs. Das Problem des Bösen.

Kapitel Acht: Die Behandlung der Mitte durch Akupunktur. Die 5-Sterne gegenüber den 6-Sternen. Ein neues System der Akupunktur, das in die Zukunft zeigt.

Kapitel Neun: Die Behandlung des Ausbruchs der Krankheit in der Zeit.

Nachtrag I: Pulsdiagnose als eine Initiation in die spirituelle Welt

Nachtrag II: Die Pulsdiagnose als ein Weg zu hellsichtiger Observation, beschrieben in Verbindung mit der Anthroposophie Rudolf Steiners.

Nachtrag III: Etwas über die Behandlung der Mitte oder des Christus Punktes nach Homöopathischen Prinzipen (geschrieben Januar 2016) (neue homöopathische Heilmittel)

Schlussbemerkungen

Danken

Einleitung

Mein erstes Buch[1] wurde durch 31 Jahre hindurch geschrieben. Während der 4 letzten Jahre, also von Februar 2011, als ich meinen Hof verlassen habe, bis Sommer 2015, habe ich eine schnelle Entwicklung erlebt, im spirituellen, energetischen, religiösen und professionellen Bereich.

Die hauptsächlichen Erkenntnisse waren die folgenden:

- Alle Erkrankungen werden durch die Gegenwart pathologischer Strukturen von entweder luziferischer oder ahrimanischer Art hervorgerufen[2]. Sie existieren im Raum, nicht in der Zeit, und können durch die kosmischen Kräfte von Denken, Fühlen und Wollen (der 3-fältigen Grundlage) verstanden werden.
- Diese Strukturen rufen Erkrankungen hervor und durch traditionelle Behandlung können sie leicht zu anderen Teilen des Körpers oder zu anderen lebenden Geschöpfen oder Menschen verschoben werden, was Translokation genannt wird.
- Die Transformation dieser Wesen kann nur durch den 7-fältigen Weg durch Kraft und Bewußtsein von Christus gemacht werden.

Die mehr detaillierte Erkenntnisse waren wie folgt:

- Die Hände sind hoch spirituelle Organe. Sie können, wenn die Fingerkuppen dem Blut begegnen (wie in der Pulsdiagnose) in Autobahnen in die spirituelle Welt transformiert werden, und als Organe der Initiation dienen.

---

[1] https://www.amazon.com/Holistic-Veterinary-Medicine-Are-Thoresen/dp/1467991104
[2] Sehe meine buch "Demons – Spiritual medicine" published on Amazon.com

- Die Pulsdiagnose ist nicht eine Technik, sondern eine Bewusstseinsstufe.
- Die Veränderungen im Puls geschehen nicht in der physischen Welt, sondern in der spirituellen.
- Um die Veränderungen des Pulses zu spüren, muss man in der spirituellen Welt sein.
- Wenn man in die spirituellen Welt eintreten will, muss man sich entweder von "denken/fühlen/wollen" oder von den Elementen der physischen Welt wie "Höhe/Breite/Tiefe" trennen.
- Arbeiten mit Pulsdiagnose ist eine Art der Initiation zu der spirituellen Welt.
- Die meisten Krankheiten der Kinder und Tiere sind Projektionen von den Eltern und Besitzern.
- Die Projektionen sind echte Information des Pathologischen, echte "Dämonen".
- Alle Symptome (Krankheiten) sind Informationen der Pathologie und als solche nicht leicht verlierbar (keine Information geht verloren).
- Wenn wir den Exzess mit gewöhnlichen Methoden behandeln (Theorie der 5-Elemente), werden wir die Krankheit nur translozieren. Die "exzessive pathologische Information" hat meistens Yang (astrale) Eigenschaften.
- Wenn wir die Schwäche nach dem Kontrollprinzip der 5-Elementetheorie behandeln (sowie ich früher gelehrt habe), werden wir auch die Krankheit nur translozieren.
  Die "Schwäche", hat meistens Yin (ätherische) Eigenschaften.
- Wenn wir die Mitte, das Equilibrium, den Mittelpunkt zwischen Yang Exzess und Yin schwäche behandeln, werden wir die Krankheit nicht translozieren, sondern sie auflösen.
- Die sogenannte pathologische Struktur ist ein lebendiges Wesen, das früher ein Dämon genannt wurde.
  - Die Yinstrukturen wurde Ahrimanische Dämonen genannt.
  - Die Yangstrukturen wurde Luziferische Dämonen genannt.

- Die chinesische Theorie der 5-Elemente ist eine Konstruktion, um Exzess und Schwäche behandeln zu können. Sie funktioniert nicht beim Diagnostizieren und Therapieren des Mittelpunktes.
- Die 6-Sternsystem ist besser geeignet für die Mittelpunkttheorie.
- Der Mittelpunkt bezieht sich auf das Christusbewusstsein und kann durch verschieden Methoden gefunden werden:
    - Puls: die Christus-Energie, wo sie gefühlt wird.
    - Puls: der Kontroller der Schwäche im 5-Elemente-Stern (Vater vom Vater der Symptome).
    - Puls: der Mittelpunkt von der Triangel, der Dreieinigkeit.
    - Anatomisch: der körperliche Mittelpunkt zwischen Exzess (Luzifer) und Schwäche (Ahriman) und kann durch
        - Hellsichtigkeit und
        - Richten gefunden werden.
    - Kranio-sakral: der Mittelpunkt am Kopf zwischen Exzess (Luzifer) und Schwäche (Ahriman).

Deswegen, im Sommer 2015 habe ich verstanden, dass mein Buch über alternative Medizin eine Revision braucht.

Alle diese oben erwähnten Erkenntnisse dämmerten in meinem Geiste. Mir wurde bewusst, dass ich so viel Neues zu erzählen habe. Aber es wurde mir auch klar, wie viel Arbeit vor mir lag, wenn ich mein Buch mit 880 Seiten aktualisieren würde.
Die Inspiration zu einem neuen Buchprojekt bekam ich beim Aufwachen um 5 Uhr in der Früh am 3. September in Deutschland. Vorher habe ich eine Reise zu alten mystischen Orten in Irland unternommen, wo ich auch einer spirituellen Person begegnet bin, die mich von alten Gedanken befreit hat.
Plötzlich habe Ich verstanden, dass es klüger ist, ein neues Buch zu schreiben, statt das alte zu aktualisieren.

Es ist mir eine Freude, jetzt das Resultat dieser Inspiration zu präsentieren.

Ich will hier ein Gedicht zitieren, welches von Jens Bjørneboe geschrieben und "Der Schüler" genannt wurde. Ein Vers lautet folgendermaßen:

Der Schüler

.... alles was die Erde
an Brot und Wein uns gibt,
ist jetzt sein Körper.
Wenn jemand diesen isst,
und versteht was er tut,
will er in ihm auferstehen ....

Jens Bjørneboe

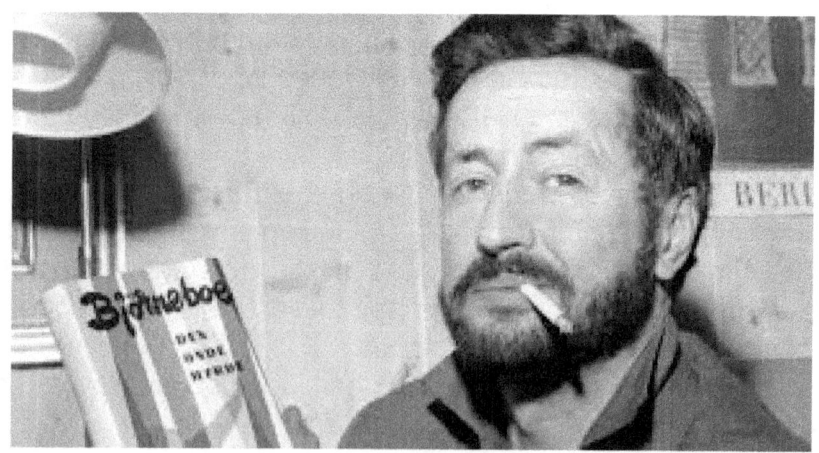

Jens Bjørneboe

Was hier gesagt wird, ist, dass der Effekt von Brot und Wein vollkommen unterschiedlich ist, wenn man **versteht**, was Eucharistie wirklich ist. Wissen und Erkenntnis verändern die Wirklichkeit, wie es auch in der Quantenphysik vorhergesagt wird.

Um die Existenz von Dämonen und den transformierenden Effekt des Christus-Punktes zu verstehen, ändern wir die Wirklichkeit der Akupunkturbehandlung.

Um dieses Buch verstehen zu können, muss ich diese zweite Einleitung schreiben.

Diese Einführung will in gewisser Weise den Leser dieses kleinen Buches vor den möglichen Veränderungen warnen, durch die seine Therapie gehen wird, muss oder kann[3].

Um zu verstehen, was ich nun erzählen werde, müssen wir mit einer Erfahrung starten, die ich vor vielen Jahren gemacht habe, 1983.

Am Anfang meiner Praxis hatte ich beobachtet dass mein Bewusstsein über das Leben und das Sein der Bäume, über das

---

[3] In der Krebstherapie hat die kontrollierende Behandlung für mich über 30 Jahre hinweg sehr gut gewirkt. Im März 2014, als ich dann versuchte, die Dämonen an der Translokation zu hindern, hörte es allmählich auf zu wirken, oder zumindest verringerte sich der Effekt wesentlich. Es gab noch einen Effekt, das Wachstum der Tumore verringerte sich, aber die echte Heilung, die man zuvor sehen konnte, war verloren. Fünf meiner engsten Studenten berichteten das gleiche; die Krebsbehandlungsmethode hörte allmählich auf zu wirken, selbst wenn meine Studenten und ich zugleich einzig und allein das bewährte Protokoll anwendeten (nicht versuchten, die Translokation durch das Verwenden des Mittelpunktes zu verhindern). Die Methode hörte sogar auch bei meinen Studenten auf zu wirken, die sich nicht über meine Experimente bezüglich des Versuches, die Translokation zu verhindern, bewusst waren.

Leben der Natur im allgemeinen einen deutlichen Effekt auf di
Ergebnisse meiner Behandlungen hatte.[4]

Also, ich hatte Herpes Zoster für einige Jahre behandelt, aber ic
hatte absolut keine guten Ergebnisse oder Effekte bei diese
Erkrankung. Dann las ich einen Vortrag von Rudolf Steiner über di
spirituelle Ursache von Herpes Zoster, und plötzlich änderten sic
meine klinischen Ergebnisse von 0% auf 90%, obwohl ich exakt di
gleiche Behandlung wie vor dem Lesen des Vortrages durchgefüh
habe. Ich war erstaunt!

Es scheint dann, dass das Wissen und das Verstehen vo
Erkrankungen und wie man sie behandelt, von großer Wichtigkeit fü
das Ergebnis der Behandlung ist.

Jetzt hat diese spirituelle Wirklichkeit wieder ihre Hände in mein Lebe
gestreckt.

Viele Jahre zuvor, als ich erkannt habe, dass Erkrankungen nac
einer "normalen" Behandlung transloziert werden können, tatsächlic
werden die meisten auch transloziert, hatte ich keine Idee, wie ma
dies vermeiden kann. Später lernte und erkannte ich, dass mit de
Behandlung der Mitte oder des Christus-Punktes dieser Effe
vermieden werden könnte. Bei Erkrankungen von großer Wichtigke
für den Patienten war ich jedoch nicht bereit, mein gu
funktionierendes Protokoll zu verändern, da ich Angst hatte, der Effek
könnte vermindert sein. Bei den Erkrankungen, bei denen ich die "alte
5-Element basierte Ko-Zyklus Behandlung fortsetzte, begann dami
die Wirkung der "alten" Behandlung (nach den 5 Elementen) zu
schwinden.
Dies habe ich besonders erlebt, wenn ich Krebspatienten behande
habe. Und nicht nur ich habe das erlebt.

---

[4] Dies wird in meinem Buch "Poppel" (Norwegische Ausgabe) beschrieben, welches sowohl ins Englische („Poplar") und ins Deutsche („Pappel") übersetzt ist. Alle drei Bücher sind bei Amazon.com veröffentlicht.

Auch einige meiner Studenten, besonders jene, welche eng verbunden mit mir sind, erlebten eine signifikante Verminderung der Wirkung und der Ergebnisse bei der Behandlung von Krebs und Krebspatienten.
Bei der Behandlung gemäß den 6 Prozessen (Elementen), der Mitte oder dem Christuspunkt, kam die Wirkung zurück.

Auch in der Homöopathie beobachtete ich einen ähnlichen Effekt. Die guten Ergebnisse, die ich vorher bei Krebspatienten hatte, kamen nur zurück, wenn ich die Heilmittel in Zusammenhang mit der Bekämpfung der dämonischen Wesen benutzte, die den Krebs verursachen. Auch das "**Heringsche Regel oder Gesetz**"[5], welches in der Homöopathie

---

[5] **Heringsche Regel.** Sein Medizinstudium begann er in Leipzig, 1826 promovierte er in Würzburg mit der Arbeit *De Medicina futura* (Die Medizin der Zukunft). Hering erhielt als Student den Auftrag, eine Abhandlung über den „Irrweg" der Homöopathie zu verfassen. Nachdem er sich zwei Jahre lang mit der Materie auseinandergesetzt hatte, wurde er schließlich zum enthusiastischen Verfechter der Heilmethode. Nach dem Studium begann er zu reisen, schloss sich einer Expedition nach Südamerika an und hielt sich von 1827 bis 1833 in Suriname auf. Dort war er Leibarzt des Gouverneurs, betreute ein Hospital und eine Leprakolonie und führte Arzneimittelprüfungen durch, am bekanntesten darunter die Prüfung des Giftes der Schlangenspezies *Südamerikanischer Buschmeister* (*Lachesis muta*, benannt nach der antiken Göttin Lachesis) (veröffentlicht in *Stapf's Archiv*). Nach einem kurzen Aufenthalt in der Heimat reiste er 1833 in die USA nach Philadelphia und blieb mit Unterbrechungen dort. Er war beteiligt an der Gründung des *American Institute of Homoeopathy* (1844), des *Homoeopathic Medical College of Pennsylvania* (1848) und des *Hahnemann Medical College of Philadelphia* (1867). Hering wird die Einführung der Schlangengifte und des Begriffs der „Nosode" in die homöopathische Materia medica zugeschrieben. Außerdem ist er für viele weitere Neuerungen im Bereich der Homöopathie verantwortlich, wie z. B. die Beobachtung von Krankheits- bzw. Heilungsverläufen (Heringsche Regel oder Heringsches Gesetz genannt), die Einglasmethode, Potenzieren mit Wasser, das Verdünnungsverhältnis von 1:10, Prüfung neuer chemischer Verbindungen (z. B. Nitroglyzerin, in der Homöopathie *Glonoinum* genannt). 1845 beschrieb er zum ersten Mal die Testung von *Acidum fluoricum* (Flusssäure) in homöopathischer Verdünnung.[1] Constantin Hering war der Vater von Rudolph Hering, dem Begründer der modernen Umwelttechnik. Drei seiner bekannteren Geschwister waren Carl Eduard Hering, Ewald Hering (Pseud. Ewald) und Julius Robert Hering. Die Heringsche Regel ist ein Beurteilungskriterium für den Behandlungsverlauf, nach dem sich bei homöopathischer Behandlung die Symptome einer chronischen Krankheit von „oben nach unten" und von „innen nach

bekannt ist, wird aufhören, von Bedeutung zu sein, wenn man nach dem Mittelpunkt behandelt.

"Das Heringsche Gesetz" wird präsentiert als das Gesetz de Heilung, welches es nicht ist. Es ist das Gesetz der Translokation welches die Translokation im Körper beschreibt aber es lässt di Translokation zu anderen Wesen wie der Familie, Freunden ode Tieren aus.

Dieses Gesetz kann nur verstanden werden mit dem Hintergrund der "Dämonologie".

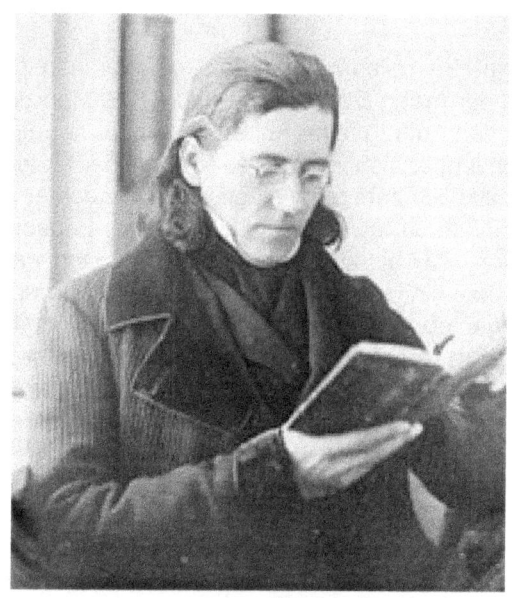

Constantine Hering

---

außen", d. h. von „lebenswichtigeren zu den weniger lebenswichtigen Organen", bessern sollen. Die Heringsche Regel wird neben dem Ähnlichkeitsgesetz zu den wichtigsten homöopathischen Theorien gezählt. Von manchen Homöopathen wie z. B. Georgos Vithoulkas oder James Tyler Kent wird es auch als „Heringsches Gesetz" bezeichnet.[2][3]

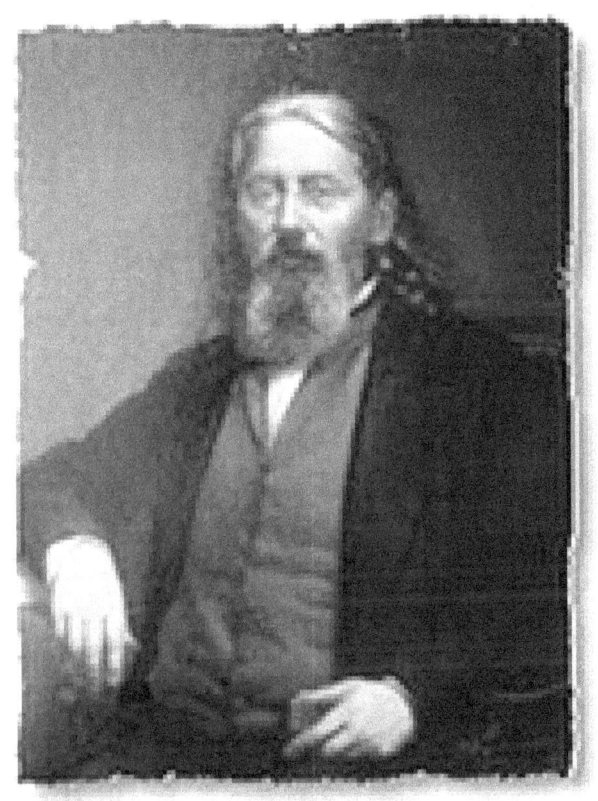

Constantine Hering
1800 - 1880

Die meisten Krankheiten der Kinder und Tiere sind Projektionen der Eltern und Besitzer.

Frau, Löwe und Pferd

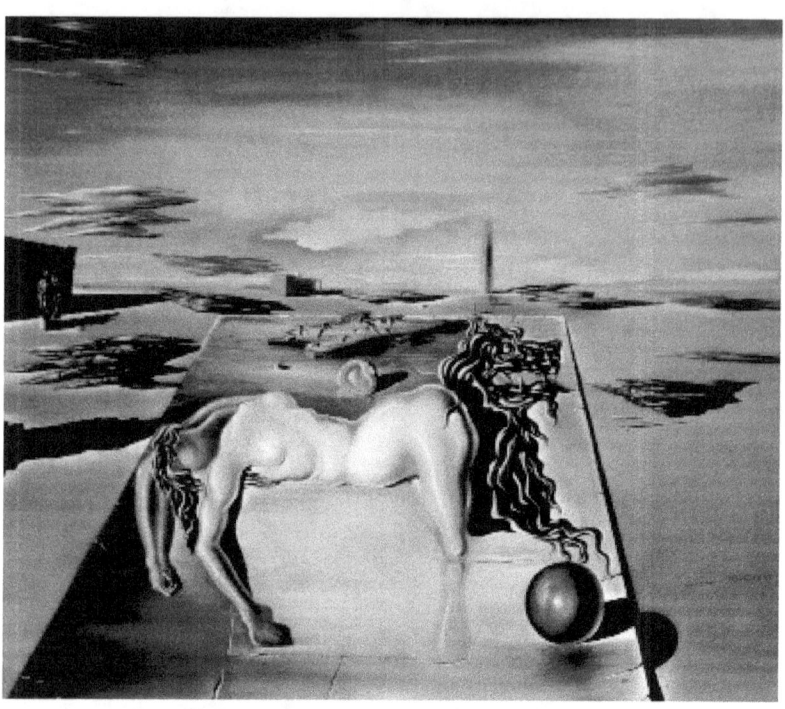

Wie Salvador Dali sah, dass die Menschen sich in den Tieren spiegeln
Seid aufmerksam, wie Dali das ätherische Tier (Pferd) und das
astralische Tier (Löwe) in zwei verschiedenen Richtungen platziert hat
mit der Frau in der Mitte. Wir sehen hier den Menschen in der Mitte,
umgeben von den ahrimanischen und luziferischen Wesen an den
Seiten. Ein geniales Kunststück.

Are Simeon Thorese
Sandefjord, Norwa
15 November 201

Rudolf Steiners[6] Gedanken über Christus, Ahriman und Luzifer

---

[6] **Rudolf Joseph Lorenz Steiner** (25. Februar 1861 – 30 März 1925) war ein österreichischer Philosoph, Autor, Sozialreformer, Architekt undEsoteriker. Steiner gewann initiale Anerkennung am Ende des neunzehnten Jahrhunderts als Literaturkritiker und veröffentlichte philosophische Werke einschließlich "D*ie Philosophie der Freiheit*". Zu Anfang des zwanzigsten Jahrhunderts gründete er eine esoterische spirituelle Bewegung, die Anthroposophie, mit Wurzeln im deutschen Idealismus und der Theosophie. Andere Einflüsse schließen den Goetheanismus und die Rosenkreuzer ein. In der ersten, mehr philosophisch orientierten Phase seiner Bewegung, versuchte Steiner eine Synthese zwischen Wissenschaft und Spiritualität zu finden. Seine philosophische Arbeit aus diesen Jahren, welche er als Spirituelle Wissenschaftbezeichnete, versuchte, die Klarheit des Denkens, welche charakteristisch für die westliche Philosophie war, anzuwenden für spirituelle Fragen, diesen Ansatz von dem differenzierend, was er für vage Ansätze zur Mystik hielt. In der zweiten Phase, beginnend um 1907, begann er gemeinschaftlich in einer Vielzahl von künstlerischen Medien zu arbeiten, einschließlich Drama, Bewegungskünsten (eine neue künstlerische Form entwickelnd, die Euythmie) und Architektur, den Höhepunkt im Bau des Goetheanums darstellend, einem kulturellen Zentrum, um alle Aktivitäten der Anthroposophiezu beherbergen. In der dritten Phase seiner Arbeit, beginnend nach dem ersten Weltkrieg, arbeitete Steiner daran, verschiedene praktische Bemühungen zu etablieren, einschließlich der Waldorfschulen, biodynamischer Landwirtschaftund anthroposophischer Medizin. Steiner befürwortete eine Form von ethischem Individualismus, zu welchem er später einen ausdrücklicheren spirituellen Ansatz brachte. Er baute seine Epistemologie auf Johann Wolfgang von Goethes Weltanschauung auf, worin "Denken ... nicht mehr und nicht weniger ein Organ der Wahrnehmung als das Auge oder das Ohr ist. Genauso wie das Auge Farben und das Ohr Geräusche wahrnimmt, so nimmt das Denken Ideen wahr." Ein beständiger Faden, der von seiner frühesten philosophischen Phase bis in seine spätere spirituelle Ausrichtung läuft, ist das Ziel zu demonstrieren, dass es keine wesentlichen Grenzen des menschlichen Wissens gibt. Im Jahr 1899 hat Steiner etwas erfahren, was er als eine lebensverändernde innere Begegnung mit dem Christuswesen beschreibt; vorher hatte er wenig oder keine Beziehung zum Christentum in irgendeiner Form. Dann und danach blieb seine Beziehung zum Christentum vollständig gegründet auf seiner persönlichen Erfahrung und war somit beides: nicht konfessionell und auffallend anders von herkömmlichen religiösen Formen. Steiner war damals 38 Jahre alt und die Erfahrung, Christus zu treffen, trat nach einem gewaltigen inneren Kampf auf. Um Steiners eigene Worte zu gebrauchen: die "Erfahrung fand ihren Höhepunkt in einem tiefgreifendsten und

Der Grundbegriff im Studium der spirituell hervorgerufenen Krankheiten ist der Begriff der Dämonen. Jedoch ist heutzutage die Vorstellung von Dämonen den meisten Menschen so fremd, dass es einer sorgfältigen Einführung bedarf.

Um zu verstehen, was Dämonen sind, ist der erste Schritt, ihr spirituelles Wesen anzuerkennen. Um dies zu tun, müssen wir zwischen guten und übel-bringenden Geistern unterscheiden.

Allgemein können Geister in zwei Klassen unterteilt werden:

- Geister, die sich nur mit dem menschlichen Reich einmischen können, z.B. Eintreten in die sichtbare Welt mit dem bewussten Wissen des Beobachters, und es ihnen daher nicht erlaubt ist, Menschen ohne den menschlichen bewussten freien Willen oder sein Verständnis zu beeinflussen, und
- Geister, denen es erlaubt ist, Menschen ohne des Opfers freier Willen und seine bewusste Akzeptanz zu beeinflussen.

Die ersten werden einfach *Geister* genannt. Sie sind immer wohlwollend den Menschen gegenüber. Die anderen können wohlwollend sein und sogar in vielen Fällen notwendig für das Wohlbefinden und die Entwicklung der menschlichen Wesen. Jedoch könnten sie sich auch in Geister verändern, die negativ für uns und sogar von ihrer eigenen Natur her schädlich und abträglich für uns sind, Krankheiten, unfassbare Vorfälle oder Unglücke hervorrufend. Der Autor nennt diese Geister *Dämonen*.

---

feierlichsten Fest des Wissens in meinem Stehen in der spirituellen Gegenwart des Mysteriums von Golgatha."

Die sachgemäße Vokabel für Dämonen wäre „pathologische Strukturen spiritueller Herkunft mit ihrem eigenen Leben." In anderen Worten, es gibt spirituelle Prozesse, die eine nicht-wohlwollende Wirkung auf Menschen haben, und die leben und sich verhalten können wie unabhängige spirituelle Wesen, z.B. wie eine eigene und bewusste Entität.

Geister formen eine Hierarchie, eingeordnet von gewöhnlichen Naturgeistern, welche wohlwollend zu Menschen sind, zu Geistern Verstorbener und weiter zu der Hierarchie der höheren Geister (Engel, Erzengel, etc.).

Auf die gleiche Weise wie schlechte Geister oder Geister, die schädlich für uns sind, aus verschiedenen Arten elementarer Naturgeister („untere Naturgeister"), gewöhnlicher Naturgeister, Geister Verstorbener und der Hierarchie der höheren Geister wie den ahrimanischen und luziferischen Geistern bestehen.

Elementare Naturgeister oder gewöhnliche Naturgeister können durch ihre eigene Kraft existieren ohne sich notwendigerweise in ein menschliches Leben einzumischen. Aber in vielen Fällen machen sie es. Viele dieser Dämonen sind jedoch durch die Gedanken und Aktionen menschlicher Wesen in Gegenwart oder Vergangenheit erschaffen worden. Sie werden aufrecht erhalten durch eine geheimnisvolle Kraft, die aus den Tiefen der Erde ausströmt (geopathische Strahlung, ein ahrimanisches Element) oder durch das magnetische Feld der Erde, wodurch sie mit Luzifer in Zusammenhang stehen. Sie sind immer an der Erschaffung von Erkrankungen beteiligt. Eines der Geheimnisse dieser dunklen Kräfte ist, dass sie keine eigene Kraft haben. Sie können sich nur von dem Entsetzen und dem Widerstand ernähren, den sie einleiten. Umso mehr wir sie bekämpfen, umso mehr riskieren wir, dass die Dämonen Stärke und Kraft von uns absaugen, wenn wir sie nicht im Christusbewußtsein erlösen..

Diese Vorstellung von ahrimanischen und luziferischen Geistern wird von Rudolf Steiner in einer Vorlesung in St. Gallen, Schweiz, am 16. November 1917 gemacht. In dieser Vorlesung erklärte Steiner, dass

> *"Krankheiten, die spontan aus dem Menschen heraus auftreten, nicht durch äußere Verletzungen und nicht von der menschlichen Seele kommen, sie kommen von diesem (z.B. ahrimanischen) Wesen. Es ist der Schöpfer aller Krankheiten, die spontan von innen entstehen; es ist der Schöpfer aller organischen Krankheiten.*

Ein Bruder von diesem, der nicht ahrimanisch, sondern luziferisch komponiert ist, ist der Schöpfer aller neurasthenischen und neurotischen Erkrankungen, all der Krankheiten, die nicht wirklich Krankheiten, sondern nur nervös bedingte Krankheiten sind, hysterische Krankheiten, wie sie beschrieben werden. Somit muss die Medizin in zwei Richtungen spirituell werden.". Diese Medizin nennt Steiner "anthroposophische Medizin".

Zusätzlich zu den beiden Gruppen pathologischer Strukturen, welche Steiner erwähnt, gibt es eine dritte Gruppe, in früheren Zeiten bekannt als die asurischen Dämonen.

> *"In früheren Zeiten waren die luziferischen Dämonen die gefährlichsten, in der heutigen Zeit sind die ahrimanischen die gefährlichsten und in zukünftigen Zeiten werden die asurischen Dämonen die gefährlichsten sein."*

schreibt Steiner.

Dieses Buch handelt besonders von dem Leid, welches durch ahrimanische, luziferische und asurische Kräfte und ihren Helfern in uns verursacht wird, wie sie in uns eintreten, in welchem Teil von uns sie haften und welche Krankheiten sie bringen und wie wir uns von ihnen befreien können oder die Erkrankungen behandeln können.

Die drei Gruppen pathologischer Strukturen treten in die menschlichen Wesen durch drei verschiedene Energiefelder (die drei Auren) ein, welche das menschliche Wesen umgeben:

- Die ahrimanischen Dämonen beziehen sich auf die Wachstumskräfte des Körpers, die ätherischen Kräfte (die ätherische Aura).
- Die luziferischen Dämonen beziehen sich auf die Gefühle, die astralen Kräfte des Körpers (die astrale Aura)
- Die asurischen Dämonen beziehen sich auf den Geist, das Bewusstsein, die „Ich"-Organisation des Körpers (die spirituelle Aura).

Wenn diese Dämonen in den Körper eindringen, sind die Ergebnisse immer negativ. Beide, die ahrimanischen und die luziferischen Dämonen, können physische und mentale Krankheiten hervorrufen.

Wenn zum Beispiel ahrimanische Dämonen „ in den *physischen Körper* eintreten", können sie „degenerative Erkrankungen (Gelenksverkalkungen, Arteriosklerose, steife Gelenke und Depressionen)" hervorrufen.

Wenn „sie in die *Seele* eintreten, werden wir gebunden an negative Emotionen wie Gier, Neid oder Wut.

Wenn sie in den *Geist* eintreten, werden wir verwirrt, deprimiert und irregeführt auf unserem spirituellen Weg."

Wenn luziferische Geister in uns eintreten, ist das „Ergebnis, dass wir selbst-beschäftigt, nicht an unseren Mitmenschen und nicht an der Erde interessiert sind". Des Weiteren können sie „uns veranlassen, besessen und manisch zu sein [...], oder egoistisch und selbstbeschäftigt zu werden [...]. Außerdem können sie schmerzhafte Zustände wie Rheumatismus, chronische Schmerzen, Kopfschmerze und Infektionen hervorrufen. Hysterie und Süchte sind Diagnosen, die sich auch unter luziferischem Einfluss einfinden".

In Erkrankungen jedoch sind die ahrimanischen Dämonen im Allgemeinen zu den organischen Prozessen des Körpers beigefügt, wohingegen die luziferischen Dämonen mehr den psychischen Teilen der Seele beigefügt und deswegen mit psychiatrischen Zuständen verbunden sind.

In Bezug auf die asurischen Dämonen „rufen sie hervor, dass wir unser höheres Selbst, unser höheres „Ich" verlieren, uns nur mit unserem niedrigeren „Ich" zurücklassend, und als solche werden wir zu egoistisch und erhalten Zugriff auf fremdes Wissen, dass schädlich sein kann für unsere menschliche Entwicklung."

Die dämonischen Wesen können die Menschen auf vielen verschiedenen Ebenen betreten. Grundsätzlich gilt, je weiter sie in da menschliche Wesen gelangen, desto mehr Schaden richten sie an.

Der nächste Schritt, die dämonischen Kräfte zu verstehen, ist, zu verstehen, wie die dämonischen Wesen Krankheiten erschaffen.

Normalerweise treten Krankheiten durch irgendeine falsche Lebensweise auf (falsches Denken, Handeln, Essen, Trinken, Fühler Anziehen oder andere Fehler, die wir in unserem Leben machen). Dieses erschafft einen Mangel in dem ätherischen Teil eines organischen Prozesses ("entweder des Herzens, des Perikards, der Nieren, der Lunge, der Milz oder der Leber"), welches verursacht, das fremde Kräfte eines unter-menschlichen Wesens (ahrimanische Kräfte) eintreten und sich entwickeln.

Dennoch werden der geschwächte organische Prozess und das verkörperte ahrimanische Wesen nicht fähig sein, die Kontrollmaßnahmen auszuführen, die ein normaler Körperprozess auszuführen kann. Deshalb wird ein anderer organischer Prozess in einen Überschuss kommen oder wir könnten sagen, dass der Überschuss hervorgerufen wird, indem der ahrimanische Dämon einen luziferischen Dämon einlädt oder dass dieser Überschuss hervorgerufen oder umgewandelt wird von den bereits existierenden luziferischen Kräften im Körper. Dieser luziferische Dämon verkörpert sich normalerweise im astralen Teil des organischen Prozesses, welcher vom anfänglich defizienten Prozess kontrolliert wird.

Die Krankheit wird über einige Zeit andere organische Prozesse schwächen, so dass „neue" ahrimanische Dämonen eintreten werden oder erschaffen werden oder umgewandelt werden. Nach einiger Zeit wird dieser „neue" ahrimanische Dämon einen „neuen" luziferischen Dämon einladen, welcher dann auf den astralen Teil des Prozesses übergreift. Dieses schwächt den ätherischen Teil und nach einiger Zeit wird sich diese Schwäche für einen Eintritt eines dritten ahrimanischen Dämons öffnen, und so weiter.

"Bei der Beobachtung erkrankter Personen sehe ich immer eine Kombination dieser zwei Arten von Geistern, luziferische und ahrimanische dämonische Geister". "In einer je weiteren Entfernung diese zwei Geister im Körper voneinander sind, umso weniger erheblich ist die Erkrankung. Je näher sie sind, desto schwerer ist die Erkrankung. Wenn sie sich berühren, haben wir die Erschaffung von entweder Krebs oder destruktiver Energie."

Oder, um es anders auszudrücken, wenn sich die ahrimanischen und die luziferischen Dämonen im gleichen Organ verkörpern, endet es oft in besonders destruktiven Erkrankungen wie Krebs.

Der dritte Schritt, die dämonischen Kräfte zu verstehen und zu verstehen, wie sie auf die menschlichen Wesen wirken, ist, Wissen über die Behandlung der pathologischen Strukturen zu gewinnen, welche sie verursachen. Die Behandlung dieser Strukturen kann auf verschiedene Arten erfolgen. Ein Weg ist, einen der zwei Dämonen anzusprechen, entweder durch Schwächen des luziferischen Dämons (exzessive und symptomatische Behandlung) oder durch Schwächen des ahrimanischen Dämons (defiziente Behandlung). Wie zum Beispiel Krebs durch eine Kooperation zwischen ahrimanischen und luziferischen Dämonen hervorgerufen wird, könnten Medikamente, die entweder die ahrimanischen oder die luziferischen Dämonen stärken, bei der Bekämpfung dieser Krankheit helfen. ("Heutzutage sind die ahrimanischen Dämonen normalerweise die stärksten und fruchtbarsten im Erschaffen von Krankheiten, so dass Substanzen, die die luziferischen Dämonen allgemein stärken, positiv bei Krebs sein können".)

Das Problem bei dieser Behandlung ist, dass der Dämon einfach in eine andere Pathologie, zu anderen Teilen des Körpers oder zu anderen Opfern (Menschen oder Tiere) transloziert oder er könnte sogar später zu seinem ursprünglichen Opfer zurückkommen, inzwischen stärker geworden. Er könnte auch einen anderen Dämon mitbringen.

Eine andere Methode ist, die Dämonen zu transformieren. Dies besteht im Aktivieren des Mitte-Punktes zwischen Ahriman und Luzifer durch die Erweckung dessen, was das Christus-Prinzip ist. Nur in diesem Fall können wir sicher sein, dass die pathologischen Strukturen (die Dämonen) nicht transloziert werden, sondern verschwinden, ohne zurückzukommen oder zu einem anderen Teil des Körpers oder zu einem anderen Opfer übergeben zu werden.

Folglich handeln wir in der Behandlung von Krankheiten eigentlich mit drei Methoden:

- Behandlung des Exzesses, das ist die Symptome zu behandeln, welches Luzifer ist.
- Behandlung des Mangels, das ist der Grund des Exzesses, welches Ahriman ist.
- Behandlung des Mitte-Punktes (des Mitte-Prozesses), die Kraft der Auflösung von beiden, Luzifer und Ahriman.

Diese drei Behandlungswege beziehen sich auf Denken, Fühlen und Willenskraft. Sie können einzeln oder in Kombination benutzt werden.

Denken ist die grundlegendste Form der Seelenkraft, die in der Behandlung benutzt wird, wie sie in der Anfangsphase der Diagnose jedes Patienten, sowohl bei Tieren und bei Menschen, verwendet wird. Wir müssen uns nach der Krankheit fragen, unsere Beobachtungen machen und durchdenken, wie wir den ganzen Einsatz durchführen. (Wird Chirurgie gebraucht, brauchen wir irgendwelche Medikamente und so weiter.)

Nach dieser Anfangsphase müssen wir fortfahren im Trennen der drei Seelenkräfte. Steiner erklärt, dass die Verschränkung von Denken, Fühlen und Wollen, welches die drei kosmischen und göttlichen Kräfte mit dem Ursprung in der spirituellen Welt und nicht in uns selber sind, der Hauptgrund ist , warum wir in der physischen Welt verankert sind. Wenn Menschen, bestehend aus Körper, Seele und Geist, in der physischen Welt inkarnieren, sind Denken, Fühlen und Wollen verschlungen, verflochten, verbunden und zusammengebunden.

"Der wirkliche Gehalt, der Zweck , die Macht und die Herkunft der drei Seelenkräfte sind uns verborgen, da sie einander überschatten. Wir sind geführt zu glauben, dass Denken, Fühlen und Wollen von uns entwickelte oder produzierte Fähigkeiten und für immer voneinander abhängig sind". „Es ist, als wenn wir glauben würden, dass die Farben im Auge sind, geschaffen von uns, und dass die Töne im Ohr sind, geschaffen vom Gehirn. Es ist das gleiche mit Denken, Fühlen und Wollen." Aber die wirkliche Kraft von Denken, Fühlen und Wollen ist nicht im gleichen Umfang vor uns verborgen:

- Die am wenigsten versteckte Kraft ist das Denken.
- Die halb bewusste und halb versteckte Kraft ist das Fühlen.
- Die stärkste, aber am meisten versteckte Kraft ist der Wille.

Um sich ihrer kosmischen Herkunft und den immensen Kräften, die verborgen sind im Denken, Fühlen und Wollen, bewusst zu sein, müssen wir sie voneinander trennen. Wenn Denken, Fühlen und/oder Wollen befreit sind, das heißt voneinander freigesetzt sind, können sie Wunder leisten. Der Grund dafür ist, dass wir im Denken, Fühlen und Wollen „ein Teil des Kosmos werden, [...] Teil der Götter, Teil der spirituellen Welt".

Die Trennung von Denken, Fühlen und Wollen kann getan werden durch das Wissen ihrer Geheimnisse, aber auch durch Meditation und Konzentration.

Die Trennung von Denken, Fühlen und Wollen ist von bedeutender Wichtigkeit für den Behandlungsprozess, da sie drei verschiedene Möglichkeiten bilden, sich auf die Erkrankungen zu beziehen. Um den Exzess zu behandeln (Luzifer), gebrauchen wir das Denken ("unseren Kopf, das weiße Licht und den Rhythmus des Kopfes"). Um den Mangel zu behandeln, aktivieren wir unser Wollen ("unser Verdauungssystem und unsere Erde, dunkle rhythmische Energie"). Um beide durch Auflösung zu behandeln, sollten wir nur unser Fühlen aktivieren oder gebrauchen ("das ist unsere Liebe, unser Herz, unser Sonnenlicht, unser Christus"). "Vom Willen benutzen wir die Willenskraft, um die Herrschaft von Ahriman zu bezwingen. Vom Denken benutzen wir die Denkkraft, um die Herrschaft von Luzifer zu bezwingen. Vom Herzen empfinden wir Ehrfurcht für die ausgleichende und auflösende Christuskraft, für seine Liebe. Dann kann eine nachhaltige Heilung erfolgen und keine Translokation der Krankheit."

Das zentrale Konzept in der Behandlung von Krankheiten ist das Christus-Prinzip oder der Mitte-Prozess. Jedoch ist es heutzutage genauso schwierig über das Christusbewusstsein zu sprechen wie es schwierig ist, über die Existenz von Dämonen zu sprechen. In alternativen Kreisen und in der allgemeinen Bevölkerung zugleich ist der Name von Christus entwertet und verachtet. Die Verachtung des Christuslichtes ist auch ein Ergebnis davon, wie die Kirche über die

Jahrhunderte gehandelt hat. In der Tat hat sich die Kirche oft sehr gegensätzlich zu dem verhalten, was Jesus gelehrt hat.

Das Christusprinzip ist, wie in meinem Buch"Demons – Spiritual Medicine"beschrieben, inspiriert durch die Schriften der deutschen Mystikerin Judith von Halle (1972), die gesagt hat, dass man, um eine Translokation zu vermeiden, mit „Christusbewußtsein" behandeln müsse. Das Christusprinzip handelt von dem Stehen in der Mitte zwischen Überschuss und Mangel, zwischen Luzifer und Ahriman. Christus hing, selbst in seinen letzten Minuten im menschlichen Körper von Jesus, in der Mitte zwischen zwei Verbrechern; einer die luziferischen (derjenige, der gerettet wurde), der andere die ahrimanischen Sünden repräsentierend (derjenige, der nicht gerettet wurde). Die Herausforderung für den Praktiker ist, den Mitte-Prozess im menschlichen Wesen zu finden. ("die luziferischen Strukturen sind fast immer proximal oder cranial", "die ahrimanischen Strukturen sind fast immer distal oder caudal". "Der Mitte-Punkt liegt ein bisschen näher am Überschuss."). Wir müssen dann unser Christusbewußtsein, bestehend aus Liebe und Mitgefühl, benutzen, um den Mitte-Prozess zwischen den luziferischen und ahrimanischen Strukturen zu behandeln. Innerhalb des Christusbewußtseins werden wir kosmische, göttliche Liebe erfahren und wenn wir dies tun, werden wir nicht nur Dämonen transformieren, sondern wir werden sie auch befreien, so dass sie „geheilt" sind. Es ist wichtig, hier daran zu erinnern, dass göttliche Liebe eine Liebe ist, die genau genommen alle Liebe ist. Sie ergibt sich nicht aus der Anziehungskraft ihres Objektes. Sie zielt nicht auf ein bestimmtes Wesen. Sie keimt jenseits jeden Wesens und erreicht einzig das Universum durch das Durchlaufen des gesamten Universums.

"Nur Christus und das Christusbewußtsein haben die Kraft, Dämonen zu befreien." Für den Autor von diesem Vorwort drückt diese Aussage ein tiefe Bestätigung dieser fundamentalen kosmischen Kraft aus, die die Welt stützt, obwohl, wie zuvor erwähnt, sie heutzutage fast völlig vergessen wurde.

* * *

Deshalb ist, um wirklich zu verstehen, was Dämonen sind, ein vierter und letzter Schritt notwendig. Dieser Schritt besteht aus dem Bewusstsein eines größeren kosmischen spirituellen Prozesses, zu dem diese pathologischen Strukturen gehören. Tatsächlich sind sie Teil eines größeren Plans, eines karmischen Netzes, in dem gute und üble Kräften im Universum wirken.

Ursprünglich gehören Dämonen zum Engelreich, wo sie durch frühere Aktionen von höheren Wesen selber erschaffen wurden, wahrscheinlich als die Engel auf ihrer „menschlichen" Stufe waren. Diese Dämonen sind Engel, die von der kosmischen Entwicklung zurückgelassen wurden.

Im Gegenteil dazu war Ahriman schon Äonen zuvor aus dem Engelreich ausgebrochen. Er stieg zur Erde herab, wo er ein Zuhause in den tiefen Schichten des Planeten fand. Deswegen haben die Einflüsse von Ahriman mit Kräften von einer viel niedrigeren Natur zu tun als die Einflüsse von Luzifer. Luzifers Einfluss kann niemals so übel werden wie die Einflüsse von Ahriman und diesen Wesen, die verbunden sind mit den Geistern von Ahriman.

Wie traten die luziferischen und die ahrimanischen Kräfte in die Menschen ein? Als die Menschen verkörperte Wesen wurden, das ist als das höhere „Ich" aus der spirituellen Welt abstieg und umgarnt wurde von Wünschen und Gelüsten unter dem Einfluss von Luzifer, und dann, gepackt von Ahrimans Einfluss, verloren ging in der irdischen, physischen Welt der Lügen, Irrtümer und Illusionen, da war etwas verloren. Was verloren war, war die direkte Verbindung des menschlichen Wesens zur spirituellen Welt. Die Menschen verloren die Kenntnis von der spirituellen Welt und wie sie funktioniert. Um es anders auszudrücken, die Menschen verloren die Verbindung zu ihrer spirituellen „Ich".

Dank der Lücke, die im menschlichen Körper geschaffen war, als die Menschen sich in der physischen Welt verkörperten, bekamen die luziferischen und ahrimanischen Kräfte eine Möglichkeit, einzutreten. Sie mussten dies sogar tun, weil diese Kräfte keinen eigenen Körper haben. Durch die Einarbeitung in die Menschen versuchen sie die Kontrolle über das Lebensschiff der Menschen zu übernehmen. Dadurch wird der Mensch immer weiter von seinem spirituellen „Ich" entfernt. Dies wird die Dämonen stärken in einem höheren, spirituellen Streit.

Dieser Streit wird ausgefochten durch unser *Denken*, unser *Fühlen* und unser *Wollen*. Wenn diese drei Fähigkeiten der menschlichen Seele übernommen werden von den Kontrahenten, sind wir als menschliches Geschlecht für die Ewigkeit verloren. "Deshalb ist die Zeit, über Dämonen zu sprechen, reif, eigentlich ist die Zeit überreif."

Das Wissen über die Kontrahenten, die Seelenkräfte und Christus ist von entscheidender Wichtigkeit heutzutage. Dieses Wissen wird als ein heilender Impuls in der Menschheit wirken, den Weg für das Christusbewußtsein öffnend, die einzige Kraft, die die Dämonen transformieren kann. Ahriman, Luzifer und ihre helfenden dämonischen Wesen, die in der Erde, in unseren Körpern, in unserer Seele und in unserem Geist arbeiten, Krankheiten, Materialismus, Atheismus und Unmoral hervorrufend, werden dann transformiert und endgültig freigelassen werden.

Zur gleichen Zeit ist es auch bedeutend zu verstehen, dass es wichtig ist, Dämonen zu respektieren. Sie haben auch ein eigenes Leben und eine Bestimmung.

- Dämonen *wollen* in das Licht transformiert werden.
- Dämonen sind im Griff der Kontrahenten gefangen und *wollen* befreit werden.
- Wenn wir Dämonen sehen, hören oder fühlen, müssen wir verstehen, dass die bloße Wahrnehmung der Dämonen uns etwas Kraft über sie gibt.

- Christus und das Christusbewusstsein haben die Kraft, um Dämonen zu befreien.

In diesem Einblick liegt die tiefe Bedeutung des Mysteriums von Golgatha und von Christus.

"Meiner Meinung nach muss betont werden, dass die Christus-Persönlichkeit, die kosmische Kraft aus Liebe und Mitgefühl, die in Jesus von Nazareth inkarniert ist, die einzige Kraft ist, die die zerstörerischen Kräfte, die von ahrimanischen und luziferischen Dämonen ausgestrahlt werden, neutralisieren und die Dämonen transformieren kann," schreibt der Autor. "In meinem Wissen von Tantraismus, Hinduismus, Buddhismus oder irgendeiner anderen spirituellen Bewegung habe ich das tiefere Verständnis dieser einzigartigen Kraft nicht gefunden."

* * *

Hans Kolstad, Dr. Philo

Dethsgård, Læsø (Denmark), im August 2016

Kapitel Eins

Die 3-fältige Grundlage

Vor vielen Jahren begann ich die pathologischen Prozesse, wie sich die dämonischen Wesen im Körper als ein Ergebnis der Fehler und Abwege, welche vom Patienten gemacht wurden, entwickeln, buchstäblich zu sehen.

Es gibt (mindestens) zwei Arten solcher Wesen: luziferische und ahrimanische. Das luziferische pathologische Wesen liegt näher am Kopf (proximal), das ahrimanische pathologische Wesen liegt näher bei den Beinen (distal)[7].

Es ist wichtig zu wissen, dass die Gegenwart von nicht-pathologischen luziferischen und ahrimanischen Kräften wichtig und notwendig für unser menschliches Dasein ist. Wenn diese Kräfte umgewandelt werden in pathologische Strukturen, geschuldet unseren Fehlern in Denken, Fühlen und Wollen, ist es, dass diese Wesen kontraproduktiv für unsere Gesundheit sind.

5 Jahre zuvor, im Jahr 2012, entdeckte ich die Wichtigkeit und Bedeutung des Mitte-Punktes. Ein Punkt (kein Akupunkturpunkt), welcher eben zwischen den luziferischen und ahrimanischen Wesen liegt. Dieser Punkt liegt knapp unter dem Herzen des Patienten. Diese Entdeckung veränderte meinen gesamten Blick auf Medizin und Behandlung.

---

[7] Mehr davon in meinem Buch "Demons – Spiritual Medicine", das Trilogie Buch über diese Themen, Amazon.com

3 Jahre zuvor, im Jahr 2014, erkannte ich mehr und mehr, dass meine gewöhnliche Behandlung die dämonischen Wesen einfach wegschob und dass sie transformiert werden müssten, ja tatsächlich, dass sie transformiert werden wollten. Wenn durch den Mitte-Punkt behandelt wurde, war es möglich, die luziferischen Wesen teilweise zu transformieren, aber die ahrimanischen Wesen waren widerstandsfähiger.

1 Jahr zuvor, im Jahr 2016, entdeckte ich, wie auch die ahrimanischer Wesen sich verwandeln konnten, wenn der Mitte-Punkt in einer **Gruppe**[8] behandelt wurde. Während solch einer Behandlung sah ich oft das Gesicht des „Weltenhumors" schwebend über dem Zirkel der behandelten Patienten.

Das hat mir klar gemacht, dass die Holzstatue, die von **Rudolf Steiner** und **Edith Maryon** gemacht wurde und heute Goetheanum in Dornach steht, (sicherlich unter anderem) eine Präsentation einer spirituellen Behandlungssituation war, wo Christus in der Mitte liegt, Luzifer und Ahriman trennend. Während dieser Trennung erscheint das Gesicht des *„Weltenhumors"*. Ich habe im Detail studiert, wie die Hände gehalten werden, wie die Finger gerichtet sind und wie der Handgriff zwischen Luzifer und Ahriman gemacht wurde. Das alles ähnelt im Detail dem, was ich bei meiner Behandlung beobachtet

---

[8] Details und Erfahrungen über das Behandeln der Gruppe werden in einem kommenden Buch erscheinen, genannt: "Spiritual Healing .... A Triology ......", welches dann die ganze Trilogie sein wird.

hatte. Ich habe verstanden, dass diese Statue eine Lösung zu einer völlig spirituellen Therapie bewohnt.

Dann habe ich 2017 entdeckt, dass es drei Mitte-Punkte zwischen zwei Luzifern und zwei Ahrimans gibt. War das ein Zufall? Ganz und gar nicht! Es gibt tatsächlich drei Mitte-Punkte, obwohl es dort nur einen Christus in den drei Mitte-Punkten gibt.

1. Einen Mitte-Punkt, der sich auf das Denken bezieht.
2. Einen Mitte-Punkt knapp unter dem Larynx (der Kehle), der sich auf den Willen bezieht.
3. Einen Mitte-Punkt unter dem Sternum, der sich auf den Fühlen bezieht.

Diese drei Stellen sind auch die Positionen der heutzutage drei wichtigsten Chakren, dem **Dritten Auge**, dem **Halschakra** und dem **Herz-/Hara- Chackra.**

Hier können wir die Christuskraft auf die Mitte bezogen finden. Hier wird auch der Hauptangriff auf die gegnerischen Kräfte gestarted werden.

Dieses Buch ist auf der Grundlage und der Erkenntnis der drei fundamentalen Aspekte der Arbeit Rudolf Steiners geschrieben.

- Einer ist die Holzstatue des „Menschheitsrepräsentanten" in all ihren Details **(Fühlen)**.
- Einer ist der Aufbau und der Inhalt der sieben Wiederholungsstunden, wie im Titel des Buches angegeben **(Willen)**.
- Einer ist die Gesamtheit von Rudolf Steiners Arbeit, welche enorm ist **(Denken)**.

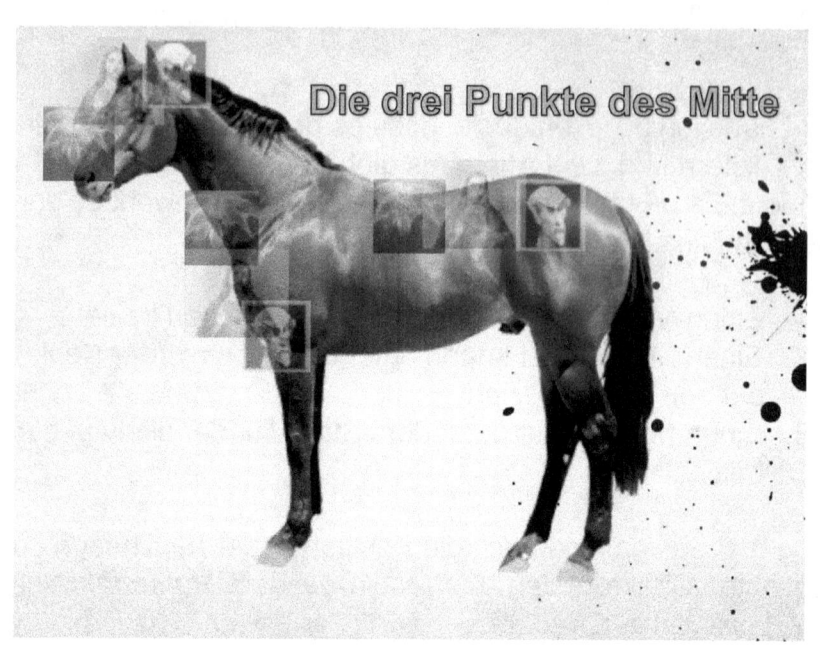

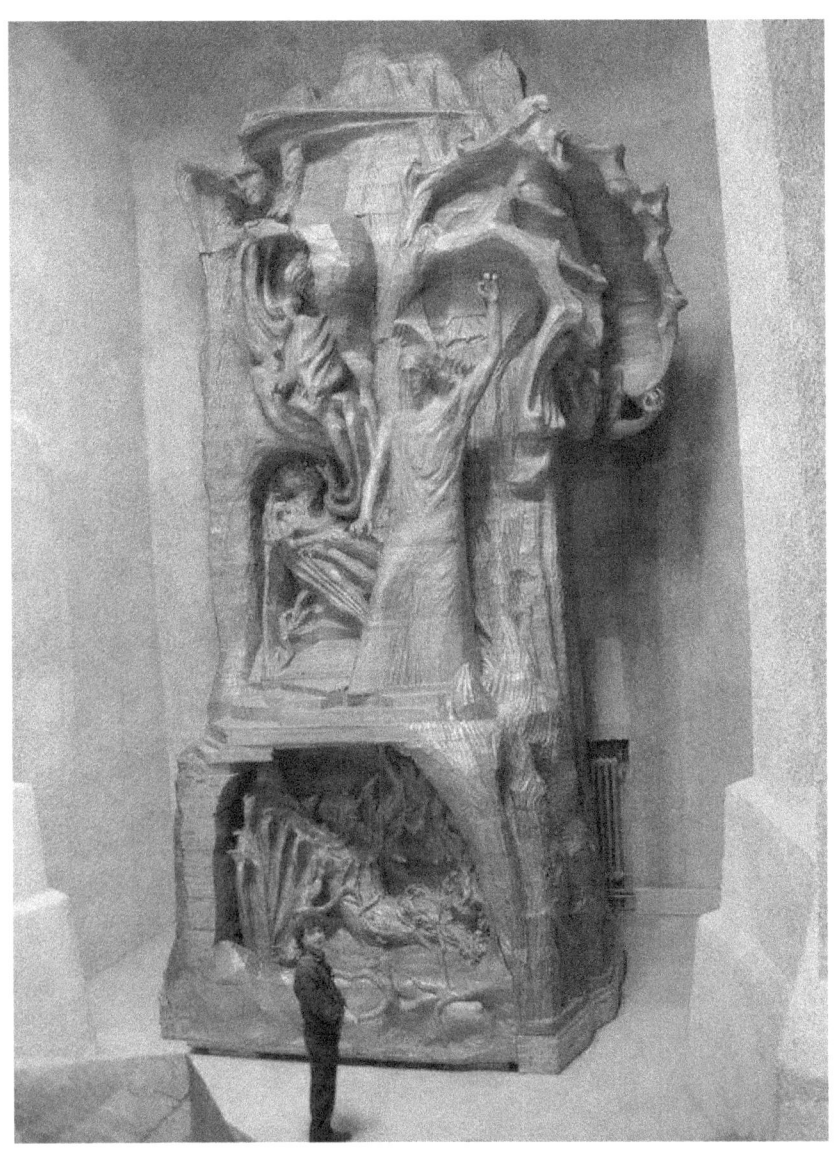

Die Holzstatue, genannt „Die Gruppe", beinhaltend "den Menschheitsrepräsentant", 2 ahrimanische Dämonen, 2 luziferische Dämonen und "den Weltenhumor".

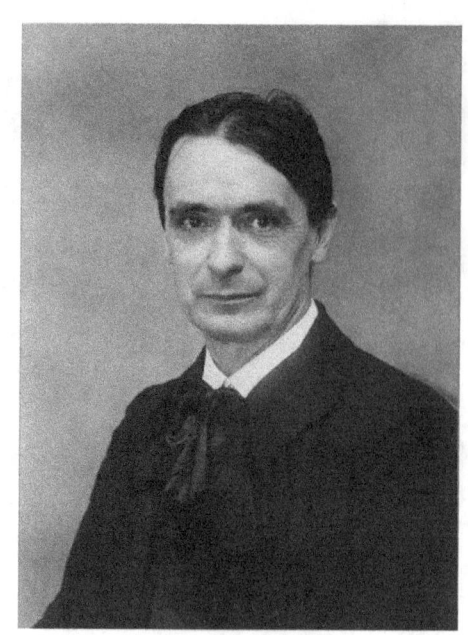

Rudolf Steiner

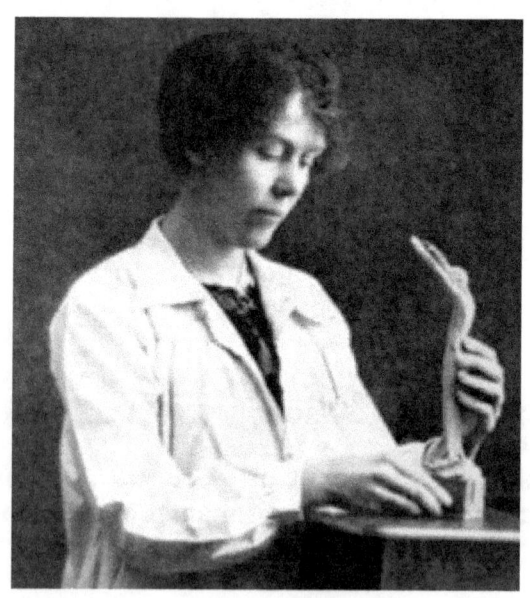

Edith Maryon

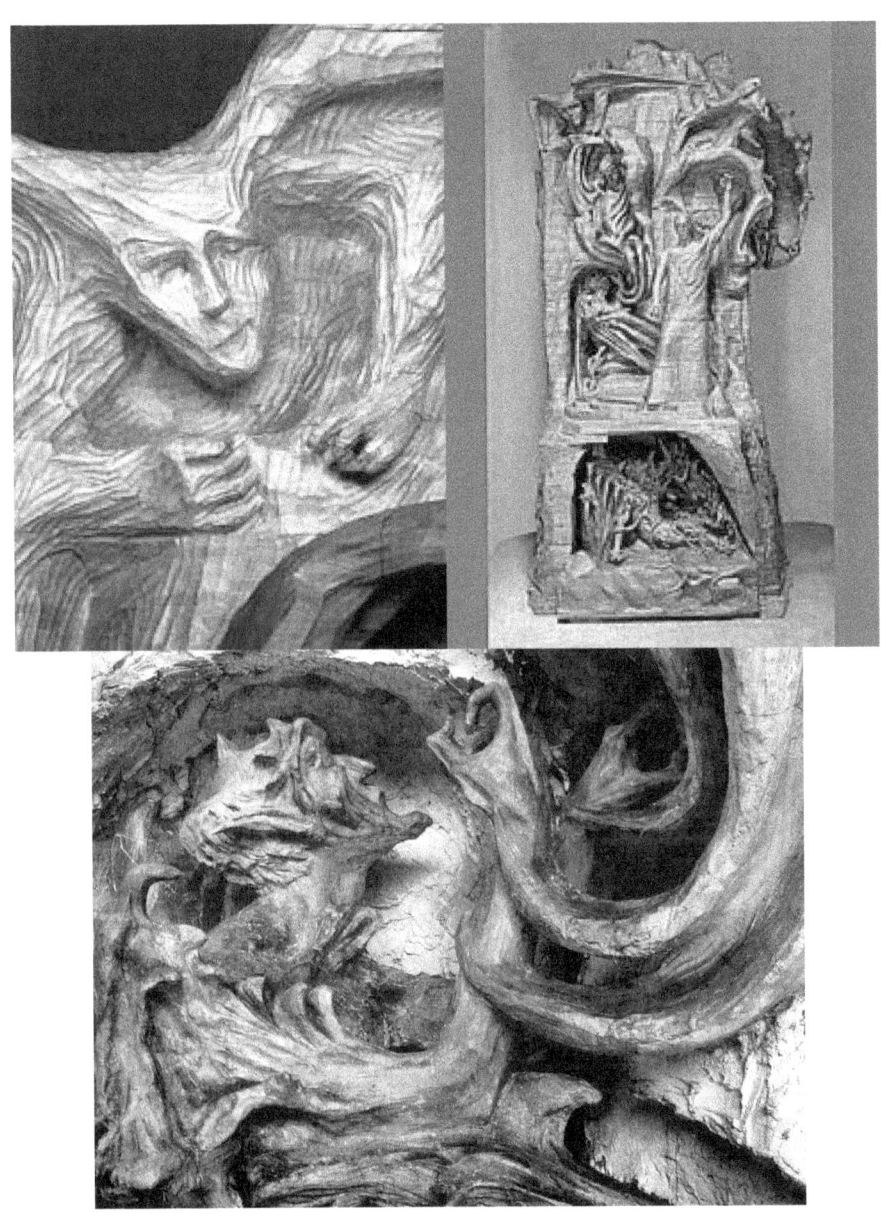

Detalien von der "Gruppe" mit dem "Menschheitsrepräsentant"

Kapitel Zwei
Der 7-fältige Weg

Rudolf Steiners 7 Unterrichtsstunden, gehalten in Dornach, als eine Wegbeschreibung für gleichermaßen Therapie und den Weg zur Initiation.

Die 19 Lektionen der Michaelschule können einen Pfad für jeden Mann und jede Frau offenbaren, so lange wie wir sie dann auf einem persönlichen Level lesen oder betrachten. Es war tatsächlich Rudolf Steiners Wunsch, dass wir diese Lektionen nicht nur zitieren, sondern dass wir sie verinnerlichen und aus der persönlichen Erfahrung des Spirituellen umformen.

Nachdem ich Rudolf Steiners 7 rekapitulierte Unterrichtsstunden, gehalten in Dornach zwischen dem 6. und 20. September 1924, gelesen und diese als persönliche Anweisung vom „Wächter der Schwelle" betrachtet habe, wie man in das spirituelle Reich des therapeutischen Feldes vordringt, wie man im Ätherischen diagnostiziert und wie man sich wieder zurückwendet, um die Erkrankung zu behandeln, habe ich so viel Hilfe und Klarheit gefunden, die auf meinen Weg leuchtet, dass ich etwas von diesem Licht mit meinen Kollegen im medizinischen Feld teilen möchte. Ich will zeigen, wie die Beschreibung des Initiationsweges in diesen Vorträgen fast genau mit meinen eigenen lebenslangen Versuchen, mich in die ätherischen und astralen Kräfte meiner Patienten durch spirituelle Mittel zu vertiefen, korrespondiert, vermittelt durch die Pulsdiagnose, und wie diese Unterrichtsstunden Sicherheit geben können, dass wir auf dem richtigen Weg sind, und wie sie auch die notwendigen Korrekturen des individuellen Weges oder

Vorschläge für vorteilhafte oder erforderliche Korrekturen geben können.

Wenn wir eine solche Aufgabe stellen, müssen wir alle 7 Vorträge nacheinander in einem Strom lesen, mit der Absicht, den medizinischen Weg zu verstehen und mit dem Pfad des Arztes im Kopf. Dann werden wir einen therapeutischen Pfad sehen, der beginnt, sich selber vor unseren Augen zu offenbaren.

Ich werde dies in drei Wegen schreiben:
- Zuerst werde ich in einem phänomenologischen Weg beschreiben, wie ich diagnostiziere und behandle und dann werden in demselben Weg die 7 Lektionen beschrieben.
- Dann werde ich den Prozess der Pulsdiagnose und der Behandlung in Stufen beschreiben.
- Dann werde ich die 7 Lektionen in dem gleichen Weg beschreiben, die 7 Stufen der Therapie zu den 7 Stufen in Bezug nehmend.

Phänomenologische Beschreibung von Diagnose und Therapie

Wenn ich einen Patienten treffe, zuerst:

1. Sehe ich den Patienten, in der physischen Welt, alle Eigenschaften der Person. Ich frage auch nach den physischen Symptomen.
2. Dann verlasse ich den physischen Patienten und durch das In-Distanz-Gehen während ich noch in meinem Herzen bin, trenne ich das Fühlen von Denken und Wollen. Durch diese Trennung des Fühlens vom Denken und Wollen bin ich imstande, die spirituelle Welt zu betreten.

3. Wenn ich die spirituelle Welt durch mein eigenes Herz betrete, werden der Horizont und der Patient, wird die ordinäre physische Welt dunkler. In der physischen Welt nehme ich auch Abschied von Denken und Wollen.
4. Beim Eintreten in die spirituelle Welt muss ich Abschied nehmen von meinem eigenen egozentrierten Gefühl und in eine Art kosmisches Gefühl eingehen. Später, wenn ich die Diagnose (Denken) und die Behandlung (Wollen) betrachte, muss ich auch von meinem eigenen Denken und Wollen Abschied nehmen und versuchen, nur das göttliche, kosmische Denken und Wollen zu nutzen. Die Tiere des Abgrunds werden auch erfahren, wenn ich mein eigenes Fühlen, Denken und Wollen verlasse. Ich treffe auch die Dämonen des Patienten, wenn ich das mache, und wenn ich mein eigenes Denken, Fühlen und Wollen behalte, bin ich leicht von den Dämonen angegriffen. Sie sind normalerweise luziferischer Herkunft. Manchmal von ahrimanischer Herkunft und manchmal die beiden zusammen.
5. Dann, wenn ich meine eigenen Tiere und die Dämonen des Patienten passiert habe, trete ich in den Diagnose-Prozess ein, indem ich durch die 12 Schichten in das Herz des Patienten gehe. In der 9. Schicht, repräsentiert durch das Endokard, verlassen wir das Physische. Von dort muss ich etwas schubsen, um in das Spirituelle zu kommen. In der 12. Schicht finden wir ein Kreuz (Christus). Dieses Finden des Kreuzes in der Mitte des Herzens ist etwas unterschiedlich in den Tieren und in den Menschen. In Menschen finde ich ein schlichtes protestantisches Kreuz. In Pferden finde ich ein russisches orthodoxes Kreuz und in Hunden finde ich ein pfeilartiges Kreuz.

6. Nachdem ich durch die 12 Schichten des Patienten gegangen bin, habe ich mich zu entscheiden, welches System ich in meiner Behandlung benutzen will. Das System der 2., 3., 4., 5., 7. oder 12. Schicht.
7. Dann kommen wir zum Mysterium des „Herumdrehens", in das Physische zurück aus dem Spirituellen zum ersten Mal eingehend... wieder in das Physische zu gehen, um zu sehen, , ob die Entscheidungen, die ich bezüglich der Therapie gemacht habe, gemacht habe, fruchtbar oder richtig sein werden. Hier fühle ich oft eine Traurigkeit für den Patienten, wenn ich den Effekt dieser Erkrankung sehe, das Karma der Erkrankung. Hier vermische ich alle Wege der Therapie, um zu sehen, welches die Beste ist.
8. Dann das Finden der Mitte, Christus, der transformierende Prozess. ... dann müssen wir den Willen der Götter hervorkommen lassen ....
9. Und dann das Behandeln oder Stimulieren der Mitte zusätzlich zu der eher spezifischen Therapie. Das ist die zweite Bearbeitung, die Behandlung, das Endgültige. Das zweite „Herumdrehen"....

Phänomenologische Beschreibung der 7 Lektionen

Zuerst ist der Unterschied zwischen der Physischen Welt und der spirituellen Welt in Bezug auf die Zeit beschrieben. Das wird durch ein zentrales Mantra gemacht:

"O man, know yourself".
"O Mensch, erkenne dich selbst
....
weil Du des Denkens Kraft verlierst im Zeitvernichtungsstrome .....".

Wir bekommen hier das Gefühl, dass wir in beidem, in der spirituellen und in der physischen Welt leben können, aber dass dort unterschiedliche Gesetze in diesen zwei Welten sind.
In der Pulsdiagnose gehe ich von der Ursächlichkeit, welche "Schein-Zeit", illusorische Zeit ist, zur spirituellen Zeit, echten Zeit, endlosen Zeit ... was wir normalerweise Zeit nennen, werde ich hier Ursächlichkeit, Grund und Wirkung nennen. ....Im Geist IST die Zeit (was ich echte Zeit nenne, bevor sie beschädigt wird durch Materialismus und zerstört wird durch die Kraft des echten spirituellen Denkens, Kraft, keine Ursächlichkeit. Sie IST ein Kontinuum). .... So gehen wir von Ursache/Wirkung zu Kontinuum und dann zum Verständnis .... wie es in der ersten und zweiten Lektion beschrieben ist (Therapiebeschreibung Stufe 1 und 2) .... über das Denken; von den Toten zu den Lebenden zum Verstehen .... wie in den Tieren des Abgrunds. Zuerst sind die Tiere beschrieben, wir sehen sie als ein Phänomen (Lektion 1). Dann müssen wir die Tiere verwandeln (Lektion 2). Dann erfahren wir das Leben des echten Denkens (rot), des echten Fühlens (gelb) und des echten Wollens (blau)

(Lektion 2-3)... Dann erfahren wir die Gefahren des echten Lebens, wie zum Beispiel, dass wir uns selbst in der spirituellen Welt verlieren. (Lektion 3) (Therapiebeschreibung Stufe 4). Dem können wir entgegenwirken, wenn wir fähig sind, unsere Balance aus Christus zu beziehen (3-4. Lektion) (Therapiebeschreibung Stufe 5).

In gewisser Weise beschreibt also die erste Lektion die Tiere, die zweite, was sie sind und dir dritte, wie man sie besiegen kann. ....

Als letzter Teil der dritten Lektion wird die Richtung von Fühlen, Wollen und Denken beschrieben (der Wille nach unten, das Denken nach oben und das Fühlen in der Umgebung), und die Gefahr, dass man zu weit in diese Richtungen gehen kann (Therapiebeschreibung Stufe 2-3). Dann ist beschrieben, wie diese drei Seelenkräfte durch die Hinneigung überwältigt sein können und wir müssen dann Liebe und Beherztheit finden, nicht verloren zu sein. (Lektion 3) (Therapiebeschreibung Stufe 4). Dann spezifischer am Ende der dritten Lektion, wie Dunkelheit das Denken, Kälte das Fühlen und Tod den Willen überwältigen kann (durch zu weit in diese Richtungen gehen). Wir sehen dann, dass in diesem Ausbalancieren der Weg ist, wo Christus ist, möchte ich sagen. In der 4. Lektion ist diese Balance weiter beschrieben, besonders das Fühlen, wo Luzifer und Ahriman sich im Warmen und Kalten treffen.

Und wenn wir diese Balance meistern, dann können wir anfangen, die 4 Elemente zu verstehen. Und dann machen wir weiter mit den 7 Planeten und den 12 Sternzeichen. (Therapiebeschreibung Stufe 6). An diesem Punkt des Erlebens der Welt ist das „Tasten" von besonderer Wichtigkeit; tasten (Pulsdiagnose an sich). Körper ist Erde. Tasten ist Wasser. Leben ist Luft. Fühlen ist Feuer. Wir fühlen uns selbst in den Elementen. Dann wird uns gesagt, dass Erde unsere Unterstützung ist. Dass Wasser unser

„Bildner" ist. Dann fühlen wir, dass Luft unser „Pfleger" ist. Dann denken wir, dass unsere ätherischen Kräfte durch das Feuer unterstützt werden. Das ist der Auftakt für das spätere „den Willen denken" und „das Denken wollen". ..... Dann müssen wir die 7 Planeten betrachten. Und danach müssen wir die 12 Sternzeichen betrachten. Wie früher beschrieben müssen wir uns dann für die praktische Therapie entscheiden. Diese Teilung in 1-2-3-4-5-6-7-8-9 Strahlen müssen wir uns veranschaulichen (Therapiebeschreibung Stufe 6). Die 9 Lichtstrahlen beziehen sich auf die Stufen, wo wir das „ich" betreten (Therapiebeschreibung Stufe 5). In der 5. Lektion starten wir mit der Rekapitulation und dann wird zum ersten Mal das „Herumdrehen" berührt. (Therapiebeschreibung Stufe 7). Das erste „Herumdrehen", diese Zeit vor der Schwelle, ist dann beschrieben. Die nächste wird nach dem Übertreten der Schwelle in Lektion 6 sein. Der Wächter der Schwelle sagt hier, dass wir, wenn wir zurück in die physische Welt gehen, den Gesetzen der physischen Welt, welche sich von denen in der spirituellen Welt unterscheiden, folgen müssen. Wenn wir zurückgehen, müssen wir mit unserem Denken in das Erdelement gehen, mit dem Fühlen in das Wasserelement und mit dem Willen in das Luftelement. Dann fühlen wir uns im Luftelement. Wir fühlen auch die Furcht vor unserem alten tierähnlichem Denken; persönlich fühle ich Trauer (Therapiebeschreibung Stufe 7).
Um dies zu vermeiden, müssen wir unseren Willen durch das Denken in der Erde mäßigen. Gleichfalls muss das Fühlen durch Erweckung im Wasser gemäßigt werden. Das Denken muss gemäßigt werden durch das Erfahren, wie der Wille in der Luft erweckt wird.
Alles vermischt sich ...... Denken zum Fühlen, Denken zu Erde, Willen zu Luft und Denken (Therapiebeschreibung Stufe 7).
Das Interessante ist jedoch, dass wir, wenn wir in das Physische zurückkommen, **drängen** müssen, um hinter die

Gedanken im Spirituellen zu kommen, hinter den Geist hinter den physischen Gedanken. Dann brauchen wir eine Sicht, ein Verständnis, ein Mitgefühl für menschliche Nöte und Schmerzen, für die physische Welt, um nicht durch das Denken in eine Illusion zu kommen. Wir brauchen Liebe für die physische Welt für das Fühlen, um nicht in die Illusion zu kommen.
Der Wille muss den Willen der Götter fühlen, um nicht verdorben zu werden, wenn man zurückkommt.
(Therapiebeschreibung Stufe 8).
Wir brauchen Glaube, Hoffnung und Liebe, um den Willen, den Gedanken und das Fühlen zu reinigen.

Systematische Beschreibung der 7 Lektionen

In der ersten Lektion ist die materielle Welt beschrieben, in all ihrer Herrlichkeit, aber ohne eine Möglichkeit, die wahre Bedeutung unserer Existenz zu finden, oder unserer Erkrankungen, um es so zu sagen, die spirituelle Begründung der Erkrankung muss woanders gefunden werden. Hier finden wir den ersten und grundlegendsten Befehl, ohne den wir nicht vorgehen können. Wir müssen unser Herz offen halten. Wir müssen auch die Sehnsucht nach dem Geist fühlen, zusammen mit der Bewunderung für die Schöpfung. Dann müssen wir mit einem offenen Herz, offenen spirituellen Ohren, mit einer Sehnsucht nach dem Geist und mit der Bewunderung für die Schöpfung den Abgrund zur spirituellen Welt überschreiten, denn dort ist der wirkliche Grund einer Erkrankung zu finden. Die nächste Sache, die wir machen müssen, ist, dass wir unseren Blick, unsere Augen, in die Ferne senden müssen. Dieses ist auch die erste Sache, die ich mache, wenn ich dabei bin, einen Patienten zu untersuchen. Ich muss meine Seele, mein Bewusstsein, meinen Blick in die entfernten Gebiete der Schöpfung ausblenden lassen. Indem ich das mache, starte ich die Trennung meines Fühlens vom Denken (welches oben ist) und von meinem Wollen (welches unten ist). Um den Abgrund zu überschreiten, müssen wir uns bekannt machen mit den drei Kräften unserer Seele, dem Denken, dem Fühlen und dem Wollen, und um das zu machen, müssen wir sie in einem gewissen Ausmaß trennen. Dies mache ich, wenn ich an einen Patienten herangehe, ich versuche, mir dieser drei Seelenkräfte völlig bewusst zu werden und wie ich sie dort voneinander trennen kann, in mir selber wie auch im Patienten. Schon vor 30 Jahren fühlte ich eine Dunkelheit um mich herum, wenn ich das gemacht habe und dies ist auch in der ersten Lektion beschrieben; wir kommen auf eine dunkle, nachtartige Wand zu und diese Wand ist der Anfang einer tiefen Dunkelheit, der spirituellen Welt, in welche wir dabei sind, einzutreten. In dieser Dunkelheit können und müssen wir mit dem Herzen hören und dieses Hören mit dem Herzen ist die einzige Tür zur Erkenntnis. Kurz hinter der Dunkelheit, vor dem Abgrund, der uns von der spirituellen Welt trennt, treffen wir den Wächter der Schwelle, und er macht uns auf die Schwierigkeiten aufmerksam, die wir antreffen könnten, während wir die drei Seelenkräfte trennen; in unserem Denken treffen wir Hass, welchem mit Liebe begegnet werden muss, im Fühlen treffen wir den Zweifel, welchem mit Hoffnung begegnet werden muss und im Wollen treffen wir die Angst, welcher mit Hoffnung begegnet werden muss.

In der zweiten Lektion (und auch am Ende der ersten) ist beschrieben, wie wir uns der Fehler und Ungerechtigkeiten, der Irrtümer und Unzulänglichkeiten in unserem Fühlen, unserem Denken und unserem Wollen bewusst sein müssen. Dies wird als drei Tiere beschrieben. Wir müssen uns unseres Denkens bewusst werden, welches tot ist. Wir müssen unser Fühlen sehen, welches halb tot und halb unbewusst ist, und wir sollten uns unseres Willens bewusst sein, welcher kraftvoll und lebendig, aber noch unbewusst ist. Wenn ich einen Patienten treffe, habe ich immer eine sehr alte Methode benutzt, um in das Spirituelle durch das Trennen der drei Seelenkräfte einzutreten und um sich ihrer und ihrer Schwächen bewusst zu werden, und den Schlüssel zu dieser Methode finden wir beschrieben in

der dritten Lektion, wo die Richtungen der drei Seelenkräfte beschrieben sind; das Denken oben, das Fühlen in den Weiten der Umgebung und der Willen unten. Ich löse mich bewusst in der Umgebung auf, die Gedanken und den Willen hinter mir lassend, eintauchend in das Gefühl. Dann wird meine physische Welt dunkler, es ist mir nicht mehr möglich, zu denken und mein Wille ist weg, ich bin völlig im Gefühl. In diesem Zustand bin ich frei von den

Gesetzen der physischen Welt und kann außerhalb meines Körpers reisen. In diesem Zustand fühle ich die Wärme des Gefühls, das Licht des Denkens und das Leben des Willens, wie weiter in der dritten Lektion beschrieben. Insbesondere, wenn ich wieder in den normalen Zustand zurückkehre, wo Fühlen, Denken und Wollen miteinander verstrickt sind. Beim ersten Mal kam ich zurück und erlebte die äußerste Verzweiflung, als ich realisierte, dass meine Gedanken tot und dunkel, meine Gefühle tot und kalt waren und mein Willen tot und voller Tod war. Mit diesem Erlebnis in der Vergangenheit ist die Option immer präsent, immer eine Möglichkeit, und ich sehe die Tiere jedes Mal, wenn ich auf diese Weise diagnostiziere. Dann, wenn ich in der weiten Entfernung der Umgebung bin, erschaffe ich einen Tunnel zwischen meinem eigenen Herzen und dem Herz des Patienten und gehe in das Herz des Patienten hinein. Es ist sehr schwierig, völlig in das Herz hineinzugehen, so dass ich die letzten paar Zentimeter schubsen muss, mit meinem Willen schubsen muss. Dieses Schubsen wird in

der vierten Lektion als eine Notwendigkeit beschrieben. Der Wille muss in das Gefühl hineingehen und zusammen müssen sie schubsen. Dann betrete ich den heiligen Raum, wo ich im Ätherischen des Patienten bin. Dann muss ich meine Finger, meine Fingerspitzen aktivieren, und sie gegen den Körper des Patienten pressen, vornehmlich gegen ein Blutgefäß. Oft benutze ich die Arteria radialis, aber es kann jeder Ort benutzt werden. Dann wird dort eine totale Verbindung zwischen meinem fühlenden Herzen, meinen ätherischen Fingern und meinem Denken geschaffen. Nun startet die diagnostische Arbeit, ich habe nun die Erkrankung des Patienten zu betrachten, ob sie von der Dreieinigkeit her verstanden werden kann. In der vierten Lektion werden diese Beziehungen beschrieben, fast plötzlich, ohne eine richtige Beziehung zum Rest der Lektion. Das Gleiche erlebe ich im Patienten. Wenn ich in ihm bin, entstehen plötzlich diese Fragen; soll ich ihn/sie in Beziehung zu den 4 Elementen betrachten. Sollte ich ihn dann vom Blick der 5 Elemente aus betrachten? Was ist mit den 7 Planeten, die sich in den Organen offenbaren, und, zum Schluss, sollte ich den Patienten in Beziehung zu den 12 Sternzeichen betrachten oder beurteilen, welche sich in den 12 Meridianen oder Prozessen zeigen? Jede dieser Möglichkeiten zeigt sich in den 12 Tiefen, in den 12 Schichten des Körpers. Zwischen der Haut (streng genommen von außerhalb der Haut) gibt es 12 Schichten oder Tiefen, von welchen aus die Erkrankung diagnostiziert (oder behandelt) werden kann.

- Die äußere Schicht (1.-2.) bezieht sich auf den Astralkörper
- Die nächste (3.-4.) auf den materiellen Körper (die 3. unser eigener materieller Körper seiend, die 4. der parasitäre materielle Körper)
- Die 5.-6.-7.-8. beziehen sich auf den Ätherkörper (die 4 Äther)
- (die 7. das Perikard berührend und die 8. das Endokard berührend, wo wir die materielle Welt verlassen ......)
- Die inneren (9.-10.-11.-12.) sind im Herzen und beziehen sich auf das "Ich"; das niedrigere Ich (9.), das mittlere Ich (10.), das höhere Ich (11.) und das kosmische Ich (das Christusbewußtsein) (12.), wo wir in der Mitte des Herzens sind, das Lamm (ram), das Christusbewußtsein.

Diese Beziehungen sind zum Ende der 4. Lektion angegeben.

In der 5. Lektion wird uns die Notwendigkeit vorgetragen, unseren Willen in das Denken eintreten zu lassen und das Denken in den Willen eintreten zu lassen, oder aber das kosmische Denken übernimmt uns und wir können nicht von unserem eigenen Ich denken, oder der kosmische Wille übernimmt uns und unser Wille wird unbrauchbar. Dies passiert auch im therapeutischen Prozess, wo ich Willen und Denken miteinander vermischen lasse, aber immer mit dem Herzen verbunden bin. Es ist so, als ob die Kraft des Herzens nach außen strömt und dieser Prozess Willen und Denken anzieht. Als solche, wenn die drei dann eins werden, können wir von der Diagnose in die Therapie hineingehen und dies wird in

der sechsten (und siebten) Lektion beschrieben. Die sechste Lektion beschreibt des weiteren die Wichtigkeit, dass das Denken unterstützt wird, sogar verbunden mit dem Willen. Die Gedanken müssen gewollt werden, in einer Auswärtsbewegung, hinaus in die Welt. Der Wille, auf seiner Seite, muss auch vom Denken gezogen sein oder er wird nur allein für sich arbeiten. Genau dies muss am Ende der diagnostischen Arbeit getan werden; der Impuls der Diagnose muss hinaufsteigen in die Therapie, in die kreative Wirklichkeit der Welt. Das Fühlen muss von der eigenen Wirklichkeit getroffen werden, vom Fühlen selber. Wenn wir auf solch eine Weise den Patienten in der spirituellen Welt treffen, zuerst als freier Geist mit dem Denken-Fühlen und Willen mehr oder weniger getrennt, dann als Diagnostiker und letztlich als Therapeut, stellen wir uns natürlich den Gefahren der Übertretung der Schwelle. In dieser 6. Lektion übertreten wir tatsächlich die Schwelle. .... dann tritt eine grundlegende Änderung auf ... Denken, Willen und Fühlen trennen sich .... Wir können dann zuerst das Denken als Licht sehen. Dann sehen wir den Willen als dunkles Feuer. Nun geht das Denken in den Willen und bringt die Gedanken in uns selber. Zwischen dem lichten Denken und dem feurigen Willen erscheint das Fühlen. Und alles wird KOSMISCH. Karma und Erbe arbeiten in unserem Willen. Gedanken erscheinen gleichzeitig in unserem Kopf und im Kosmos.

SCHAU DIE DREI.
Erlebe des Kopfes weltgestalt.
Empfinde des Hertzens Weltenschlag.
Erdenke der Glieder Weltenkraft.

SEE THE THREE.
Experience the world construction of the head.
Feel the world beating of the heart.
Think the power of the world in the limbs.

Wir müssen dann die Gedanken wollen. Die Gedanken werden kosmisch.
Wir müssen unser Fühlen auswärts fließen lassen, einen Strom zum Denken, einen Strom zum Willen. Dann wird das Fühlen Herrlichkeit (Gloria).
Wir müssen unseren Willen denken. Dann wird der Wille zur Moral.

Nun müssen wir uns der fünf Vorsichtsmaßnahmen bewusst sein, die Rudolf Steiner woanders beschrieben hat; Rudolf Steiner sagt uns, dass, wenn wir die Schwelle zur spirituellen Welt übertreten, wir die 'richtigen' Stimmungen entwickeln müssen. Es sind fünf solche Stimmungen, die Rudolf Steiner Vokale nennt. Das **erste** ist die **Stimmung** oder der **Vokal**, der zum Vertrauen gehört. Wenn wir die Schwelle überschreiten, stehen wir dem Tod gegenüber und indem wir dem Tod gegenübertreten, müssen wir in die spirituelle Welt vertrauen, dass wir weiter leben werden. Es ist ein Gefühl, als ob man im Schoß der Götter gehalten wird. Es ist ein Gefühl von Ohnmacht, welches schließlich zur Selbstlosigkeit wird. **Die zweite Stimmung oder der Vokal** betrifft unsere Fähigkeit, in allem zu leben, was uns bewusst begegnet, das ist Metamorphose. Der Vokal der Metamorphose ist notwendig, so dass wir uns bewusst mit allem vereinigen können, uns selbst ausgießen können und uns erlauben, von anderen wieder ausgefüllt werden zu können. Das ist wahre Liebe. **Die dritte Stimmung oder der Vokal** gehört zu dem Gefühl für das Böse. Wir nehmen in uns das wahr, was eine Dualität in uns erschaffen hat, wir nehmen das Böse als einen Teil von uns wahr, wir verstehen, dass dieses die Fähigkeit ist, in andere einzutreten, Metamorphose, welche, wenn sie fehlerhaft benutzt wird, zum Bösen führt. Wenn wir wissen, wie andere „ticken", können wir sie manipulieren. Das ist es auch, was die kontradiktorischen Kräfte mit uns machen! **Die vierte Stimmung oder der Vokal** gehört zu dem Gefühl, wer wir sind, wir müssen lernen uns an uns zu erinnern, so dass, wenn wir die Schwelle übertreten, wir nicht mit anderen durcheinander gebracht werden, so dass wir nicht werden, was wir sehen und dieses dann mit uns über die Schwelle zurückbringen. Das ist die Stimmung der Unterscheidbarkeit, die nur kommen kann, wenn wir unser eigenes Böses verstanden haben und unserem eigenen Tod gegenübergetreten sind. **Die fünfte Stimmung oder der Vokal** gehört zu dem Gefühl für die Bedeutung von allem. Es ist ein Einswerden mit dem Wort. Was dieses wirklich meint, ist, dass wenn wir die Schwelle übertreten (obgleich nach innen oder nach außen), müssen wir die Sprache, die Farben, die Gesten und die Herkunft der Dinge, die wir sehen und in uns nehmen, gelernt haben und sie verstehen.

Wir können dann dem, was wir sehen, lesen, hören bis zur Quelle folgen – und wissen, was es ist.

In **der siebtente Lektion** ist der wichtigste Aspekt das Herumdrehen und das Zurückschauen auf den Menschen, auf uns, wie wir in der physischen Welt sind. Dies ist genau das, was ich im therapeutischen Prozess machen muss, wenn ich den therapeutischen Prozess beenden oder zum Abschluss bringen möchte. Der Patient, Mensch oder Tier, ist in den ersten sechs Lektionen in einer gewissen Weise, wie ich selber, auseinander genommen, analysiert, diagnostiziert, behandelt und geheilt worden, und jetzt setzen wir wieder alles zusammen. Wir gehen zurück in die physische Welt, wir gehen zurück in die materielle/physische Realität, und dadurch beenden wir die Reise, die Suche, in die therapeutische Welt. Aber bevor wir in die physische/materielle Welt zurückgehen, müssen wir die therapeutische Arbeit beenden. Wir sehen nun die Tiere, wir sehen auch luziferische und ahrimanische Elementarwesen oder Dämonen, wie sie in alten Zeiten (St. Luke) genannt wurden und wir können Christus genau in der Mitte platzieren (Therapie Nr. 9). Das Aktivieren von Christus in der Mitte zwischen Luzifer und Ahriman erschafft ein balancierendes Prinzip und ist von größter Wichtigkeit in der Praxis der Heilung. Wenn wir die Zusammenarbeit von Luzifer und Ahriman, als Erschaffer der Erkrankung im Körper, ansprechen wollen, müssen wir ihnen erst unseren Rücken zeigen und dann das Gesicht zu ihnen drehen. Wenn wir sie direkt ansprechen, besteht die Möglichkeit, dass wir sie nur translozieren, sie nur in andere Körperteile treiben oder sogar zu anderen Wesen, anderen Menschen oder Tieren treiben. Ich habe oft gesehen, dass, wenn man zu schnell zu ihnen kommt, man besonders Ahriman in die Füße des Patienten treibt. In Jaffa habe ich das Haus besucht, in dem Peter Simon besucht und die Frau Tabitha geheilt (von den Toten auferweckt) hat. Ich ging in der Zeit zurück und sah ganz klar, wie Peter dies getan hat. Er näherte sich der kranken/toten Frau, dann passierte er sie (dreht den Rücken zu ihr). Dann drehte er sich herum und schaute, wie Luzifer und Ahriman sich in ihrem Tod vereint hatten, sich in ihrer Herzregion befindend. Er presste dann seinen Finger in die kleine Lücke zwischen ihnen (sie können sich niemals völlig vereinen), drückte sie auseinander und brachte Tabitha ins Leben zurück. Das tiefe Mysterium des Herumdrehens ...

Kapitel Drei

Eine Mögliche Verkzeug für Die 7-Fältige Weg; Der Puls

Neue Einsichten und Leistungen in der Pulsdiagnose. Eine weitere Vertiefung . Die 12 Schichten im Körper. Die große Bedeutung des Herzens.

Viele Jahre habe ich gelehrt, dass der Puls die Tür zu der energetischen/spirituellen Welt ist.
Jetzt weiß ich, dass dies nur ein Teil der Wahrheit ist. Der Puls ist nur ein Werkzeug, das wir verwenden, um aufmerksam zu werden auf die Observationen, die wir in der spirituellen Welt machen. Die wirkliche Tür ist unserer eigener Geist. Deswegen ist es von größter Bedeutung, welche Vorbereitungen wir machen, bevor wir den Puls nehmen.

Die Vorbereitungen vor dem Puls nehmen sind von größter Bedeutung.

Ohne diese Vorbereitungen werden wir nichts im Puls fühlen. Der Puls ist nur das Instrument. Verstand, Seele und Geist sind die Türöffnung.

In meinem ersten Buch habe ich die Vorbereitungen wie folgt beschrieben:

" Puls-Diagnose ist eine sehr alte diagnostische Methode, tausende Jahre in China angewandt. Dies Methode scheint unglaublich, ja unsinnig und betrügerisch für den westlichen wissenschaftlichen Geist (ich muss zugeben, dass die Pulsdiagnose durch materielle Weltanschauung unsinnig scheint. Die Diagnose ereignet sich in der energetischen/spirituellen Welt, nicht in der physischen.) Es ist keineswegs so; in fachmännischen Händen ist es eine kraftvolle Methode.

Gutes Puls-Nehmen verlangt einen richtigen Geisteszustand. Dieser Zustand ähnelt Meditation oder Tagträumen, wo man hauptsächlich Alpha-Wellen im Gehirn produziert. Mindestens drei Verhältnisse fördern diesen meditativen Zustand, in eine Lage, wo Abtrennung oder Loslösung entscheidend ist:

- **Ohne Sorge:** Der Praktiker darf keine vorgefasste Meinung über die Ursachen haben und muss jedes Interesse an der Diagnose der Krankheit verlieren. Er darf sich auch keine Sorgen über die Bezahlung und ähnliche weltliche Angelegenheiten machen. Viele finden diese Ansprüche/Bedingungen als äußerst schwierig. Aber dieser Geisteszustand ist grundlegend, um einen meditativen Zustand zu erreichen. Einfach gesagt: es geht um das Sein im Moment von Puls-Nehmen und sowenig wie möglich Störung im Bewusstsein zu haben.
- **Kein Gedankenwandern:** Im Moment des Puls-Nehmens müsste man sich total und exklusiv auf den Patienten konzentrieren. Man müsste sich von allen störenden Gedanken befreien.
- **Nicht handeln:** Dieses ist ein Zustand, den viele den Zustand der verschwommene Sicht nennen. Er gleicht dem Stadium der Erschöpfung, wo die Augen in die Ferne blicken. Deswegen handelt man nicht oder man erreicht den Zustand von nicht handeln.

Heute würde ich es anders ausdrücken:

Die hauptsächliche und entscheidende Technik oder das Werkzeug für den Eintritt in die spirituelle Welt ist das Abtrennen von "etwas" in unserer Seele oder Geist.

Was ist dieses "etwas"?

Wir sind in der physischen Welt gefesselt, weil unsere Seelenqualitäten "Denken / Fühlen / Wollen" miteinander verknüpft sind. Ähnlich wie die Dimensionen "Höhe / Breite / Tiefe / Zeit" miteinander verknüpft sind (wir erleben diese Dimensionen von einem Objekt gleichzeitig).
Um einzutreten in die spirituellen Welt muss man unser "Denken / Fühlen / Wollen" oder "Höhe / Breite / Tiefe / Zeit" trennen.
Diese Technik ist in allen Kulturen verwendet. Ich werde sie hier kurz beschreiben:
Da Fühlen mit der Tiefe verbunden ist, trennt man am besten Tiefe von Breite und Höhe. Viele erreichen das am besten in einem tagträumerischen Zustand, so wie wenn man sich ausblendet in einer langweiligen Vorlesung oder einem Gespräch. In diesem Zustand müsste man sein vor dem Puls-Nehmen. Das Denken und Wollen ist verlassen, wir fühlen nur. Wir denken nicht so "smart" wie früher und sind unfähig zu "wollen". Wir fühlen einen leichten Tinnitus und die Farben der Umgebung ändern sich gegen das Violette hin.

Eben in der Elfen-Schule in Reykjavik, Island, unterrichten die Lehrer eine ähnliche Technik, um mit den Elfen reden zu können. Das "langsame Verschwinden" in die Landschaft, in eine leichte Exkarnation, wo die Landschaft rosa wird, bevor die Elfen erscheinen.

Dann *sind wir* in der spirituellen Welt.

Wir müssen dann auf die unterschiedlichen Gesetze in der physischen und in der geistigen Welt aufmerksam sein. In der physischen Welt sind wir an die miteinander verknüpften Elementen gebunden. In der spirituellen Welt ist es eben nicht so. Zeit und die drei Dimensionen sind nicht miteinander verknüpft. Wir sind gegenwärtig genau dort, wo unser Geist ist. Wenn wir uns auf einen Patienten konzentrieren, sind wir in dem Patient drinnen, unabhängig wie nahe der Patient ist. Wenn wir in der Zeit zurückgehen, wie in Kapitel sieben beschrieben, sind wir in der Vergangenheit.

Wenn die Vorbereitung getan ist, müssen wir uns auf unser Herz konzentrieren. Wir können uns einen Tunnel zwischen unserem eigenen Herz und dem Herz vom Patienten vorstellen. Dann sind wir mit dem Geist oder den Energien vom Patienten verbunden. Wir sind in dem Herz des Patienten.

Es befinden sich 12 Schichten zwischen Haut und Zentrum des Herzens, durch die wir uns penetrieren müssen. Die meisten meiner Studenten halten in der 5.-6.-7.-8.-9. Schicht an und dringen nicht bis in das Innere des Herzens ein. Wir brauchen ein wenig Kraft, um hinein ins Herz einzutreten, ein bisschen Mut, ein kleiner Schubs.

Die 12 Schichten im Körper:
- 1.-2. Schicht (die Äußere) bezieht sich auf den Astralkörper
- 3.+4. Schicht : materieller, physische Körper +
    - 3. Schicht: unser eigener materiellen Körper
    - 4. Schicht: parasitischer materielle Körper
- 5.-6.-7.-8. Schicht: Ätherleib (die 4 Äther)

- 7. Schicht berührt das Pericardium und die
- 8. Schicht das Endocardium, wo wir die materielle Welt verlassen.
- Die inneren Schichten (9-10-11-12) sind drinnen im Herz und beziehen sich auf das "Ich".
    - Das untere Ich (9),
    - das mittlere Ich (10),
    - das höhere Ich (11), und
    - das kosmische Ich (das Christusbewusstsein) (12) (das Lamm = ram).

Wenn wir in der Mitte des Herzens sind, mögen wir die Imagination von einem stehenden Kreuz haben. Das Kreuz wird unterschiedlich empfunden, wenn man Mensch, Pferd oder Hund untersucht.

In diesem Bild habe ich die Imaginationen, die wir im Zentrum des Herzens finden mögen, versucht zu illustrieren.

Die 12 Schiechte im Puls und im Körper

- Zwischen das Haut (eigentlich aussen das Haut) es gibt 12 stufen, oder tiefen, vom whem Krankheiten diagnostesert oder behandelt werden kann.
- Das aussere stufe ist (1-2) sind das Astralleib.
- Die nächste (3-4) das materielle Körper (3. unsere eigene materielle Körper und die 4. die Parasitäre materielle Körpern in uns)
- Die 5-6-7-8 representiert die Aether leib (die 4 aether) (das 7. am Pericardium und das 8. am Endocardium), und hier verlassen wir das materielle Welt ……
- Die innere (9-10-11-12) sind im Hertzen, und relatiert sich zum "ich"; sad niedere "ich" (9), das mittlere "ich" (10), das höhere "ich" (11) und das Kosmische "ich" (Kristus bewusstsein) (12), wo wir sind in die mitte des Hertzens, das Lamm (ram), das Kristus bewusstsein.

Unterwegs durch die 12 Schichten mögen wir mehrere Krankheiten diagnostizieren, erfahren und/oder behandeln und auch spirituelle Zustände erleben.

- (1-2) Die zwei äußeren Schichten beziehen sich auf die Astralität des Patienten, die Gefühle und Emotionen. Wenn wir in diesen Schichten anhalten und Puls nehmen, werden wir eine emotionale Diagnose stellen.
- (3-4) Wenn wir in 3. und 4. Schicht anhalten, können wir Diagnosen am physischen Körper stellen, in der 4. Schicht können wir sogar Parasiten (physische und energetische) entdecken.
- (5-6-7-8) "Die vier Äther" genannt. Die 7. das Pericardium berührend, in der 8. Schicht verlassen wir die materielle Welt…

Die meisten meiner Studenten gehen in die Tiefe bis zur 5.-8. Schicht. Hier befinden sich die ätherischen Kräfte im Körper. Diese sind die heilenden Kräfte.

Am meisten interessant ist die Strecke zwischen 7. und 8. Schicht. Hier habe ich viele Jahre die Narben diagnostiziert, toxische Narben, die jede Behandlung blockiert haben. In der 7. Schicht sind sie vorhanden, aber in der 8. waren sie weg. Ich habe diese Methode verwendet, um die Narben zu finden, habe aber nicht verstanden, dass es möglich wäre, die Narben in der 8. Schicht zu behandeln. Ich habe sie dort nur diagnostiziert und dann die physischen Narben mit Prokain behandelt, nach der Methode von Dr. Ferdinand Hunecke.

Heute weiß ich, dass, wenn man in die 8. Schicht oder tiefer geht, alle Formen der Narbenbehandlung überflüssig sind.

Heute gehe ich direkt in die 12. Schicht und die Behandlung der Narben ist nicht mehr notwendig.

- Die 5. - 6.- 7. - 8. Schicht beziehen sich auf den Ätherkörper (die 4 Äther). Die 7. berührt das Perikard und die 8. berührt das Endokard, wo wir die materielle Welt verlassen…...

Die vier Schichten im Herz selber sind von unermesslicher Bedeutung. Von hier können wir Erkrankungen im spirituellen Bereich des Patienten diagnostizieren und behandeln. Das ist es, was ich denke, was heutzutage das Richtige ist.

- Die vier innersten Schichten (9.-10.-11.-12.) sind im Herz drinnen, und sind von allerhöchster Bedeutung. Sie beziehen sich auf das "Ich": unteres Ich (9.), mittleres Ich (10.), höheres Ich (11.) und das kosmische Ich (12.)

Hier können wir Leiden im spirituellen Bereich diagnostizieren und behandeln. Hier sind auch keine therapeutischen Stolpersteine mehr.

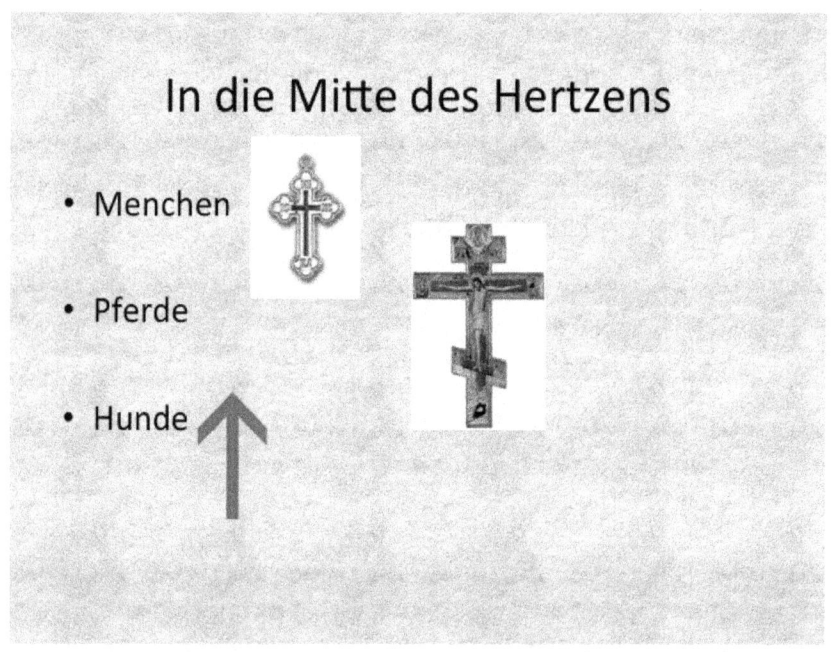

Kapitel Vier

Eine spirituelle/energetische Betrachtung von Gesundheit und Krankheit. Die Dreieinigkeit kontra Dualität. Okzidentales Denken gegen Orientale Denken. Luziferische, ahrimanische und Asurische *Wesen*.

Christus als die heilende Mitte.

Zuerst werde ich zwei persönliche Geschichten erzählen, die mir geholfen haben, den Unterschied zwischen energetischer und spiritueller Medizin zu verstehen.

- Ich habe 60 Jahre an einer Candida-infektion im Darm gelitten, und diese Situation schien unmöglich zu lösen. Ich habe mehrere Jahre versucht, ein Gleichgewicht zwischen den Bakterien und den Pilzen herzustellen, ohne Glück. Dann habe ich eine "radionische Nosode" von Candida (ein Remedium von der Frequenz der Candida gemacht) eingenommen. Drei Tage später ist etwas Interessantes geschehen. Ich SAH den Geist von Candida, als er mich verlassen hat, und in der nächsten Sekunde war ich geheilt. Dann hat sich Candida in einem Gleichgewicht mit Bakterien und anderen Mikroorganismen angesiedelt, von meinem eigenen Geist geleitet. Da habe ich verstanden, wie Homöopathie gegen Infektionen arbeitet, der Geist der Mikroorganismen wird ausgetrieben.

- Das nächste Ereignis ist 1980 passiert. Eine Freundin meiner Frau war auf Besuch. Als ich ihr begegnet bin, SAH ich eine "luziferische exzessive Struktur", die Hälfte außerhalb des Schädels, die andere Hälfte im Schädel. Sie erzählte mir, dass sie an einer

schmerzvollen Migräne lange gelitten hat. Ich bin näher an sie herangetreten und habe die Struktur angefasst und habe sie teilweise entfernt, die Frau sagte, dass die Schmerzen abgeklungen seien.
Dann habe ich es losgelassen und das "Gebilde" ist wieder zurück in den Schädel geschlüpft. "Auuu" sagte sie, "jetzt sind die Schmerzen wieder da".
Wieder griff ich und hielt die luziferische Struktur fest und zog die Struktur ganz aus dem Schädel heraus. Die Schmerzen waren ganz verschwunden. Jetzt trug ich vorsichtig das Gebilde zum Fenster hin und warf es hinaus. Es ist nie wiedergekehrt.

Dieses Erlebnis wurde mir sehr wichtig und hat mein Leben und meine Entwicklung sehr beeinflusst. Es hat mir erzählt, dass Krankheiten strukturelle Wesen sind, wie kleine lebendige Dämonen. Aber die wichtigste Lektion wurde mir erst nach 20 Jahren erteilt sowie die wichtigen Fragen: wo sind die Dämonen hingegangen? Sind sie in einen anderen Mensch eingetreten? Was ist mit Ihnen passiert?

Heute sind diese Fragen sehr bedeutungsvoll für mich und die Ursache, dass ich dieses Buch schreibe.
Wenn wir Patienten mit Akupunktur oder anderen Therapien behandeln, translozieren wir nur die pathologische Struktur? Lösen wir die Struktur auf? Wie müssen wir behandeln, sodass die pathologische Struktur sich auflöst und nicht einfach weitergeleitet wird?

Dieses Buch handelt meist von diesen Fragen und die Antwort ist, dass wir in der Mitte zwischen Überschuss und Schwäche, mit Christusbewusstsein, nach dem Prinzip von Dreieinigkeit und nicht Dualität behandeln sollen.

Ich werde hier im zweiten Kapitel den Begriff MITTE problematisieren, welche Bedeutung die Mitte hat für die Krankheit und die Heilung.

Besonders ein Problem ist die Translokation, welche im 3. Kapitel behandelt wird.

Um die Mitte zu behandeln, müssen wir den Unterschied zwischen Dualität und Dreieinigkeit verstehen. Es gibt keine Mitte im dualistischen Denken, es gibt keine Mitte zwischen Yin und Yang.

Dualität ist die Basis in der Orientalen Philosophie, ausgedrückt in Yin und Yang-Theorie. Diese Theorie hat viele große Leistungen für die Entwicklung unserer Gesellschaft entstehen lassen.

In der frühen christlichen Philosophie hat sich die Idee von Dreieinigkeit entwickelt, mit dem:

- Dreifältigen Gott , bestehend aus Gott, dem Sohn und dem Heiligen Geist.
- Christus zwischen Luzifer und Ahriman (Satan).
- Dem Menschen bestehend aus Körper-Seele-Geist.
- Der Seele aus Denken-Fühlen-Wollen.

Die meisten Therapeuten behandeln nach dem Dualitätsprinzip. Sie behandeln Überschuss oder Schwäche oder versuchen die zwei auszubalancieren mit speziellen Techniken, die Mitte wird aber nie behandelt.

Diese Theorie gibt es nur in den Arbeiten von Dr. Rudolf Steiner (mehr darüber in Kapitel sieben).

Dr. Bruce Ferguson wurde über die Existenz der Dreieinigkeit in der chinesischen Philosophie gefragt und meint folgendes:

"Noch wenn man die alten Bücher von Nei Ching liest, werden wir schon klare Indikationen vom Dreieinigkeits-Denken finden. Die meisten Leute denken Dualität, wenn sie TCM denken, und überlegen nicht die Dreieinigkeit. Alle kennen Yin und Yang, aber was denken sie über San Jiao (Dreifach-Erwärmer)? Oder die noch mehr bedeutungsvolle Daoistisch Medizinische Theorie, die 3 Schätze: Qi, Jing und Shen?
Die überwiegende diagnostisch erklärende Kraft und die nachfolgenden Behandlungsprinzipien in der aktuellen TCM ist abgeleitet von der grundlegenden Dualität in Yin und Yang. Das chinesische Zeichen für Yin ist abgeleitet von einer Glyphe, die von einer dunklen Wolke umhüllte Hügelseite bedeutet. Seit dieser ursprünglichen Symbolisierung hat sich die Bedeutung erweitert, so dass sie auch dunkel, kalt, feucht, still, inaktiv, nördlich, weiblich und Struktur inkludiert. Sie inkludiert vielleicht auch mehr moderne Begriffe sowie Omega-3-Fettsäuren, Hypotension, Vasodilatation, entzündungshemmende Zytokine, T-Suppressorzellen, und so weiter...
Im Gegensatz, das chinesische Zeichen für Yang ist abgeleitet von der Glyphe für die Sonnenseite eines Hügels. Seither ist die Bedeutung gewachsen zu hell, warm, trocken, laut, aktiv, männlich, südlich, und Funktion. Moderne Ausdrücke wie Omega-9-Fettsäuren, Hypertonie, Vasokonstriktion, T-Helferzellen, Entzündungs-Zytokine, und so weiter..

An diesem Punkt müsste man jetzt betonen, dass die Begriffe Yin und Yang Adjektive sind und nicht Substantive. So ist z.b. unsere Sonne in diesem Solarsystem yang (heißer) verglichen mit einem kühleren Rot-Gigant Stern, aber yin (kühler) verglichen mit einem heiß-weißen Zwergstern. So ist die Sonne weder Yin noch Yang im Nominativen Sinne, kann aber Yin- oder Yang-Qualitäten haben, wenn man sie komparativ betrachtet. Gleichfalls könnte man eine relativ aktive Deutsche Dogge als Yang gegenüber einen normalen Bull Mastiff betrachten. Gegenüber einen durchschnittlichen Jack Russel Terrier aber würde man ihn bestimmt als Yin betrachten.

TCM ist, in ihrem Herzen, eine heteropathische Medizin. Nachdem eine Diagnose gestellt ist, mag es sein, dass das Behandlungsprinzip gegensätzlich der Diagnose angewandt wird, um eine Balance herzustellen. Beispiel: einem febrilen Patient (relativ yang) wird eine yin Behandlung (kühlende Kräuter und Essen, Akupunktur usw.) gegeben, um den Patienten zu normalisieren oder balancieren. Eine einfache Yin und Yang Bezeichnung wird normalerweise nicht als eine komplette Diagnose betrachtet, aber eine Ableitung von der Dualität sowie die Acht Grundsätze (Eight Principles) ist meistens ausreichend, um eine Diagnose zu stellen und die meisten Disharmonien zu behandeln.

Zum Beispiel: ein alter Hund mit weichen Stuhl, generalisierte Schwäche, kurzatmig, einen tiefen, schwachen Puls (besonders in Cubit oder mittlerer Position), mildem bis moderaten Verlust der Muskelmasse und etwas kühl, würde man meinen, dass er eine Schwäche des Milz Qi hat, und das TCM heteropathische Behandlungsprinzip wäre, das Milz Qi zu stärken. Es ist aber mehr bei der TCM als diese Yin und Yang Dualität. Die Daoisten erwägen das " von dem Einen kamen die Zwei, von den Zwei kamen die Drei, und von den Drei kamen die tausend Dinge". So, eher als eine kontinuierliche arithmetische Permutation von Yin und Yang zu 4 führend (Yang innerhalb Yang, Yin innerhalb Yang, Yin innerhalb Yin und Yang innerhalb Yin, sowie die Vier Jahreszeiten und die Vier Kardinalrichtungen), dann 8 (der Ba Gua, die acht Trigramme, sowie die Acht Grundsätze wie oben erwähnt, dann 64 (die 64 Hexagramme von I Ching). In der daoistischen Dreieinigkeit gibt es eine Art kreativer Explosion nach drei. Bitte sei hier darauf aufmerksam, dass der Ba Gua (Acht Trigramme) aus Trigrammen komponiert ist, der erste Hinweis, dass die Dualität zumindest teilweise von Dreieinigkeit komponiert ist.

Außerdem, die fundamentalen Prinzipien von TCM inkludieren schon Begriffe von Dreieinigkeit in den Konzepten von San Jiao (Dreifache Erwärmer) und 3 Schätze (Qi, Jing, Shen). Weiter ist San Jiao ist nicht nur einer der 12 grundlegenden "Organe" in der TCM, sondern San Jiao ist auch ein spezialisiertes diagnostisches System.

Diese Dreieinigkeit ist manchmal erweitert mit dem Wu Xing oder 5 Phasen (fälschlicherweise bezeichnet als "die 5 Elemente" in der westlichen Welt, eine merkwürdige Mischung aus Chinesischen und Griechischen Konzepten). Wu Xing ist offensichtlich keine Ableitung aus

Dualität, sondern eher eine Erweiterung der daoistische Dreieinigkeit.
Weiter ist in der Behandlung von Muskel-Skelett oder Muskel-Sehnen-Schmerzen die 3-Nadelstrategie (distale, lokale und proximale Meridianpunkte) eine häufig gelehrte Behandlungsmethode. Und für Disharmonien der Zang-Fu Organe ist eine weitere 3-Nadel-Technik von Back Shu, Front Mu und Source Point (Shu-Association, Mu-Alarm und Yuan-Source). So sehen wir, dass die Verwendung von drei oder eine Dreieinigkeit von Punkten in TCM sehr üblich ist. Wir müssen auch an die drei Puls-Positionen und die drei Nadel-Tiefen (Himmel, Mensch und Erde) denken. "

Als ich erstmals begriffen habe, dass die Behandlung von entweder Überschuss oder Schwäche zu Translokation der pathologischen Struktur führen möge, habe Ich angefangen nach einer mehr sicheren Behandlungsmethode zu suchen.

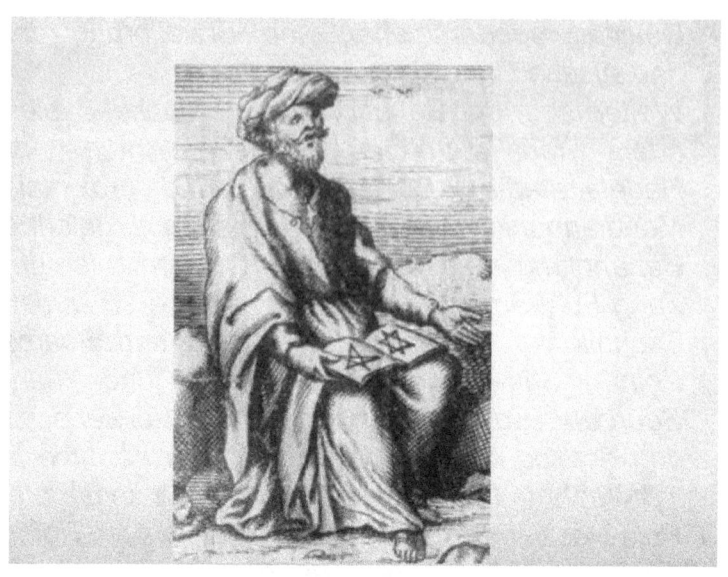

Ich, überlegend, welches System anzuwenden wäre, die 5-Stern oder 6-Stern Methode.

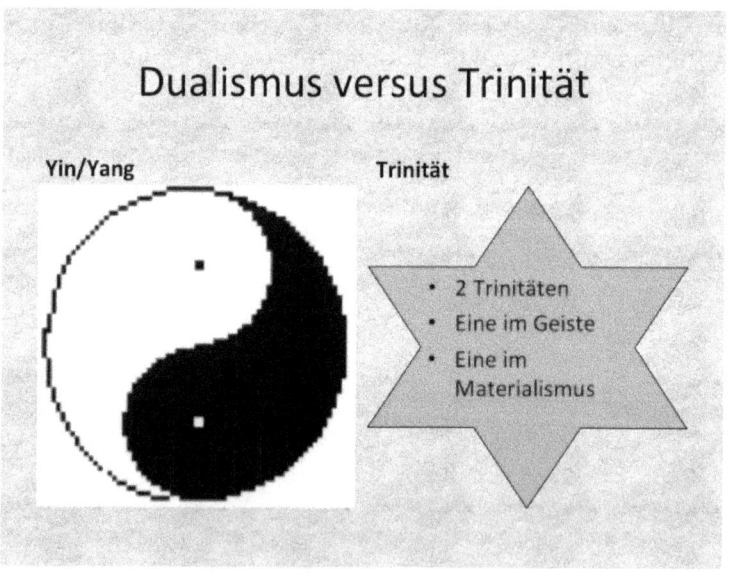

Die Dualität kontra Dreieinigkeit.

Den ersten Rat oder Hinweis habe Ich von **Judith von Halle**[9] erhalten. Judith von Halle ist eine berühmte (trotzdem nicht sehr bekannte), stigmatisierte Frau, die in Berlin/Dornach lebt.

Sie sagt, um die Translokation einer Krankheit zu vermeiden, müsste man mit "Christusbewusstsein" behandeln.

Ich brauchte einige Monate, um zu verstehen, was "Christusbewusstsein" bedeutet, und sich in der Mitte zu befinden, in der Mitte zwischen Überschuss und Schwäche, zwischen Luzifer und Ahriman (Teufel).
Sogar in den letzten Minuten im menschlichen Körper von Jesus, hing Christus in der Mitte zwischen zwei Verbrechern, der eine Vertreter von dem Luziferischen, der zweite von dem Ahrimanischen.

---

[9] **Judith von Halle** wurde 1972 in Berlin geboren. Sie ist Architektin von Beruf und hat als solche gearbeitet. Sie hat seit ihrer Kindheit gefühlt, dass sie besonders an Christus gebunden ist. Sie ist 1997 der Anthroposophie begegnet und arbeitete Teilzeit für die deutsche anthroposophische Gesellschaft bis 2005. Von 2001 bis 2003 hielt sie Vorlesungen im Rudolf Steiner Haus über esoterisches Judentum und die Apokalypse des Heiligen Johannes. Während Ostern im Jahr 2004 erschienen die Wundmale Christi auf ihr. Seitdem dies passiert ist, war es ihr nur möglich, Wasser zu konsumieren – das heißt, keine feste Nahrung. Sie hält Vorlesungen und schreibt Bücher. Im ersten Teil ihres Buches „Und wäre Er nicht auferstanden..." (ISBN 978 1902636 88 7) ist sowohl ihre Erfahrung als auch die unwiderruflichen und wesentlichen Veränderungen in ihrer körperlichen Verfassung während und seit der Stigmatisierung beschrieben. Dieses Buch kann als die Basis für ihre anschließenden Veröffentlichungen betrachtet werden. Ihre Vorlesungen und Bücher befassen sich meistens, aber nicht ausschließlich, mit Christologie, wodurch sie an Rudolf Steiners Arbeit zum selben Thema anhaftet. Wie es wahr ist bei anderen Stigmata-Fällen, kann Judith van Halle die Ereignisse während des Lebens von Jesus „sehen". Sie spricht von "Zeitreise". Bis jetzt hat sie 24 Bücher geschrieben.

Als Ich das erste Mal probierte, die Mitte zu behandeln, dann nur die Mitte, habe ich gemeinsam mit einem Kollegen Markus Steiner ein Pferd untersucht. Plötzlich SAH ich, ganz klar, die ahrimanische pathologische Struktur in der Magengegend und die luziferische pathologische Struktur in der Brustgegend. Ich habe dann exakt in der anatomischen Mitte zwischen den Strukturen behandelt. Die Strukturen haben sich sofort zurückgezogen und das Pferd war geheilt von Lahmheit und anderen Symptomen.

Seit damals habe ich viele menschliche Patienten mit dieser Methode behandelt und die meisten bemerken den großen Effekt von einer Nadel in der Mitte. Sie beschreiben es als eine starke Energie, die durch den Körper strömt.

Später habe Ich gesehen, dass der mittlere Punkt sich ein bisschen näher am Exzess befindet, wie unten im Bild gezeigt.

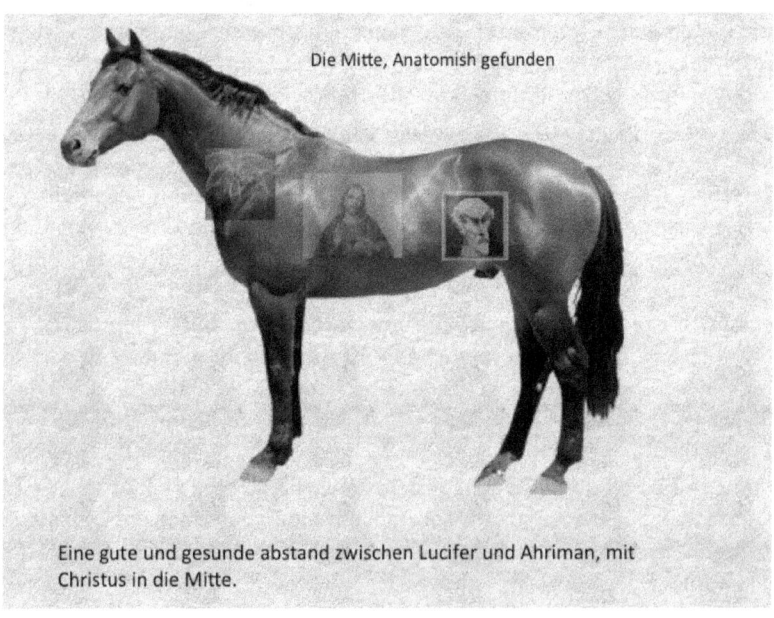

Eine gute und gesunde abstand zwischen Lucifer und Ahriman, mit Christus in die Mitte.

Die luziferischen Strukturen sind fast immer proximal oder cranial. Die ahrimanischen Strukturen sind fast immer distal oder caudal.

Dann gibt es noch eine andere Gruppe pathologischer Strukturen, in früheren Traditionen asurische Dämonen genannt. Sie scheinen nicht in Verbindung mit den anderen beiden zu sein, wie wir es zwischen den luziferischen und ahrimanischen Dämonen sehen, welche normalerweise sich gegenseitig balancieren. Ich finde oder sehe diese Dämonen selten, so dass ich nicht viel über sie sagen kann.

- Traditionell beziehen sich luziferische Dämonen auf die Gefühle, die astralen Kräfte des Körpers.
- Traditionell beziehen sich die ahrimanischen Dämonen auf die Wachstumskräfte des Körpers, die ätherischen Kräfte des Körpers.
- Traditionell beziehen sich die asurischen Dämonen auf den Geist, das Bewusstsein, die „Ich" Kräfte im Körper.

Die Beziehung zwischen den luziferischen und den ahrimanischen Dämonen bei Krebs und/oder destruktiver Energie, als in die folgende Bild.

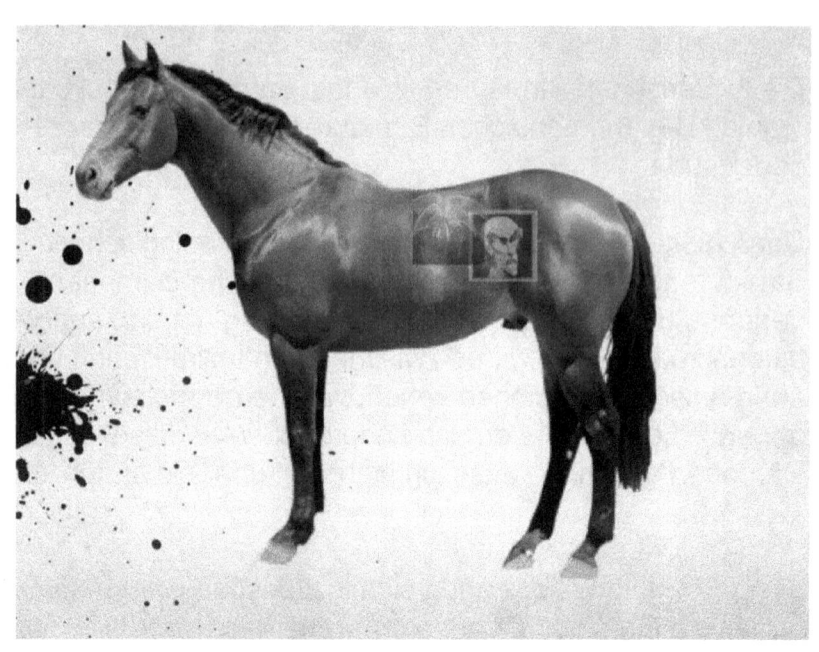

Die Verhältnis zwischen Lucifer und Ahriman im Krebs oder im Destruktive Energie.

Kapitel Fünf

Die Behandlung des Exzesses. Das Problem der pathologischen Translokation. Die Behandlung der pathologischen Information.

Wie bereits besprochen, wird die Behandlung des Überschusses /der Symptome immer zur Translokation der pathologisch übermäßigen Struktur führen, der luziferischen Struktur/ des luziferischen Dämons.

Der Defizite ahrimanische Dämon ist in der Regel nicht betroffen oder berührt.

Der asurische Dämon ist, wenn er vorhanden ist, auch nicht betroffen.

Die meisten Akupunkteure, Ärzte, Tierärzte und Physiotherapeuten behandeln die übermäßige/ exzessive Struktur, die sich in Symptomen manifestiert.

Auch viele Homöopathen, Kräuterkenner und sogar anthroposophische Ärzte behandeln die Symptome und dadurch führen sie zu einer Translokation der Ursache dieser Symptome.

Das ist nicht gut.

Da wir alle wissen, was die Behandlung der Symptome bedeutet, will ich dies in diesem Kapitel nicht weiter erläutern.

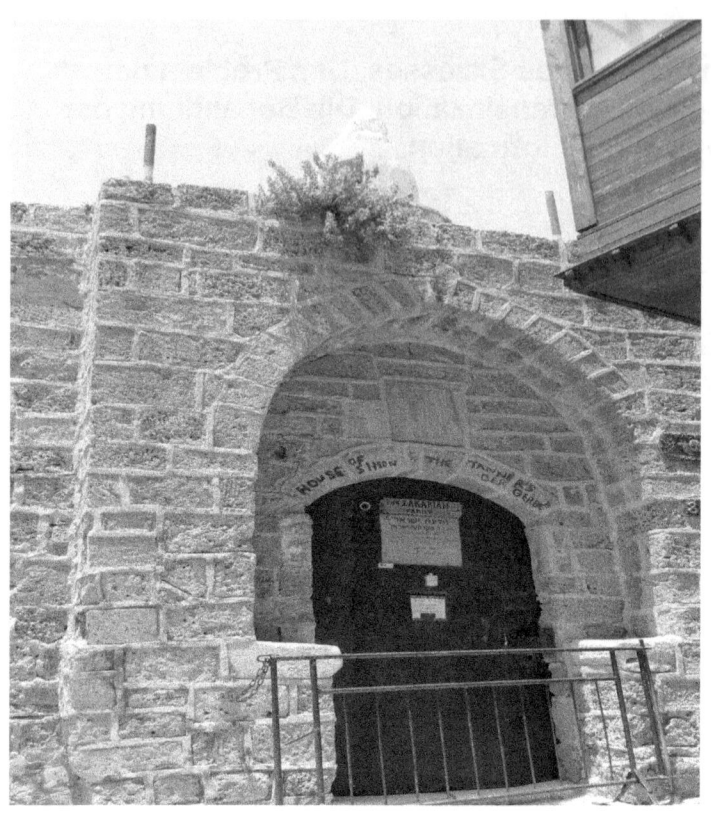

"Als ich Jaffa in Israel besucht habe, fand ich das Haus, wo Petrus Simon besucht und eine Frau mit Namen Tabitha geheilt hat (sie wieder zum Leben erweckt hat). Als ich dort vor dem Haus saß, war ich plötzlich in der Zeit zurückversetzt und sah deutlich, wie Petrus das tat. Er näherte sich der kranken / toten Frau und ging an ihr vorbei (den Rücken zu ihr gewendet). Dann drehte er sich um und sah, wie Luzifer und Ahriman sich in ihrem Tod zusammen geschlossen hatten, situiert in der Region ihres Herzens. Er drückte dann seinen Finger in den kleinen Spalt zwischen ihnen (sie können sich nie vollkommen verbinden), drückte sie auseinander und brachte Tabitha zurück zum Leben". Diese Szene werden Sie in der Bibel beschrieben finden, Apostelgeschichte Kapitel 9, Vers 36-42. Auch hier ist der Weg zurück beschrieben.

Kapitel Sechs

Die Behandlung des Mangels. Das Problem der Dualität. Die Trinität-Lösung. Die Krebsbehandlung.

Zuerst werde ich eine kurze Beschreibung meiner "alten" Krebsbehandlung geben, welche auf der Behandlung des Mangels (und nicht des Mittelpunktes) beruhte.

Aus ganzheitlicher Sicht wertet man die Prozesse, die einen Krebstumor kontrollieren als völlig normal, sogar als gesund. Die normale biologische Aktivität ist für eine Zelle zu wachsen und sich zu vermehren. Für viele Tiere und Pflanzen setzt sich dieser Prozess im Laufe des ganzen Lebens fort. Es ist nur im Falle von hoch entwickelten Tieren, dass Wachstum und Zellteilung in einem gewissen Alter anhalten. Ebenso ist es bei diesen Spezies, dass der Krebs zu einer "normalen" Krankheit wird. Wenn sich die Wachstumsprozesse im Laufe des Lebens fortsetzen, tritt der Krebs (unkontrollierte Prozesse) in einem viel geringeren Ausmaß auf. Kontroll-Prozesse beginnen eine aktivere Rolle zu spielen, wenn das Wachstum im Begriff zu stoppen ist. Sie behindern die körperliche Entwicklung. Diese Kontroll-Prozesse sind, in zunehmendem Maße, präsent, je mehr das Individuum entwickelt ist. Sie erreichen ihr Maximum bei Säugetieren. Wenn diese Kontroll-Prozesse in ihrer Funktion versagen, werden die Wachstumsprozesse wieder ihre Dominanz zurückgewinnen und die Krebstumoren können entstehen.

Viele Gründe erklären das Scheitern der Kontroll-Prozesse. Tag für Tag werden die Prozesse, die alle zellulären und Körperfunktionen steuern, ständig gestresst. Zu den Stressoren gehören: Schock, Druck auf die Psyche, Beschuss mit unerwünschten Geräuschen, visuelle Eindrücke, Lebensmittelzusatzstoffe und elektromagnetische Einflüsse (Hochspannungskabel, geopatischer Stress, etc.). Diese Stress auslösenden Faktoren können zu Belastungen führen oder zum Verlust der Dominanz der Steuerungsprozesse und vor allem des Immunsystems.

Das Ziel aller Krebstherapie muss es sein, dem Patienten zu helfen, diese Dominanz wieder zu erlangen und die Kontrolle über die Prozesse wiederherzustellen, vor allem des Immunsystems, welches von entscheidender Bedeutung für eine gute Gesundheit ist. Immer wieder sind viele Methoden entwickelt, von der Meditation zu mehr oder weniger vegetarischer Ernährung, um die Kontrolle wieder herzustellen.

In der holistischen Medizin ist es sehr wichtig, die den Körper selbst kontrollierenden Prozesse zu stimulieren. Es ist die Idee, "Kontrolle zu bringen" zu den Wachstumsprozessen, sonst werden sie unkontrolliert, was das grundlegende Problem mit Krebszellen ist. Wenn wir die falschen Prozesse stimulieren, können wir die Störung durch die Stimulierung des Tumorwachstums verschlimmern. Meiner Meinung nach ist das Arbeiten über den Ko-Zyklus (Kontrolle) Zyklus der beste Weg, um die Steuerungsprozesse des Körpers zu stimulieren.

Die Behandlung von Patienten, die an Krebs leiden.
Erstens müssen wir eine Meridian-Diagnose stellen, entweder über Pulsdiagnose (dann müssen wir in der Zeit zurückgehen, da die Entwicklung von Krebs in der Vergangenheit gestartet ist), oder durch eine einfache Beobachtung, wo der Tumor entstanden ist.

Wenn der Patient an Krebs leidet, ist es sehr wichtig, über den Ort der Läsion zu entscheiden. Dies wird den Prozess aufzeigen, der aus der Kontrolle geraten ist, zu dem Zeitpunkt, als der Krebs begonnen hat.

Lassen Sie uns Brustkrebs als Beispiel nehmen. Er manifestiert sich auf dem Magen (ST) Meridian (Mamma liegt auf dem Magen-Meridian). Wir müssen dann besonders vermeiden, ST Prozess zu stimulieren, aber wir sollten die Leber (LV) stimulieren, den kontrollierenden Prozess des ST (Der Vater des ST). Dafür können wir den Ting (Holz) Punkt benutzen (LV01), oder den Erdpunkt (LV03) oder den entsprechenden ECIWO Punkt auf dem Leber Meridian, welcher den Mittelfuß (Metatarsus) Knochen durchläuft. Wir sollten nur den Kontroll-Prozess, nicht den Ko (Kontrolle) Punkt des ST Meridians an sich stimulieren. Während der Behandlungsperiode dürfen wir keine anderen Prozesse stimulieren, weder mit Akupunktur, Kräutern, Homöopathie oder in sonstiger Weise. Jedoch können wir andere Therapien, die die Leber unterstützen, kombinieren.

Ich habe diese Methode über mehrere Jahre geprüft. Meinen Anweisungen folgend haben es mehrere Kollegen in den USA und Australien geprüft. Die Ergebnisse waren sehr ermutigend. Zwischen 60- 80% (abhängig von dem Organ oder Gewebe) von bestätigten Krebs-Fällen haben eine spürbare Verbesserung erlebt. Die Verbesserungen inkludierten eine erhöhte Lebensqualität, besseren Schlaf, gesteigerten Appetit (und bei Hunden) ein glänzenderes Fell. Insgesamt 60% wurden völlig von der Krankheit geheilt. Tumor(en) sind in solchen Fällen innerhalb von 6 Wochen verschwunden. Zwei Beispiele:

- Der erste Patient, bei dem ich diese Methode versucht habe, war ein Dackel. Sie hatte einen Brustkrebs und wahrscheinlich Lungenmetastasen. Ich behandelte LV-ECIWO (ECIWO Punkt der Mamma auf dem LV-Meridian). Innerhalb weniger Wochen waren die Tumore fast verschwunden. Ratet mal, wer war mehr erstaunt, der Hund, der Besitzer oder ich?!
- Bei Lebertumoren müssen wir nur den LU- Kanal stimulieren (Metall kontrolliert Holz). Dies aktiviert das Kontrollsystem des Körpers für die Leber, so dass der Körper selbst die Krebstumoren unter Kontrolle bringen kann. Wenn wir auf die Weise fortsetzen, schrumpft das aktive Tumorgewebe innerhalb weniger Tage und verschwindet innerhalb von 6 Wochen. Wenn es in dem Bereich eine erhebliche Fibrose gibt, bleibt das Fasergewebe permanent vernarbt, wie es bei den Narben so üblich ist.

Das war mein Krebs Protokoll für viele Jahre, und es hat sehr gut funktioniert. Ich hatte großen Erfolg.
Aber, ich sah immer häufiger, dass die pathologische Information, die dem Krebs-Symptome zugrunde lag, nicht aufgelöst wurde. Sie war einfach nur transloziert, entweder innerhalb des Körpers des Patienten, oder sie wurde an andere Personen, Familie, Freunde oder Tiere weitergeschoben.

Nachdem ich den Mittelpunkt zu behandeln begann, hat sich dies nicht wiederholt.

Ich finde den Mittelpunkt, bezogen auf Überschuss und Schwäche, in der Akupunktur auf folgendem Weg:

Erstens: durch eine gründliche Pulsanalyse in der 12. Schicht, in der Mitte des Herzens (siehe Kapitel eins), finde ich den Mangel, den Hauptmangel im Puls. Wenn ich den Hauptmangel auf der linken Hand finde (entweder HE, LE oder NI, lassen Sie uns in diesem Beispiel sagen, dass es LE ist), muss ich dann weiter die beiden anderen Pulse auf der gleichen Hand prüfen. Ich muss dann suchen und den Haupt-Überschuss auf der gleichen Seite finden (entweder HE oder NI, lassen Sie uns in diesem Beispiel sagen, dass es NI ist). Der mittlere Punkt ist dann der verbleibende Prozess, und zwar in diesem Beispiel HE.

Wenn der Hauptmangel auf der rechten Seite ist, wird die Mitte dann entweder LU, MI oder PC sein. Dieses System ist recht neu, und es wurde zunächst in Zusammenarbeit mit THP Corinne Dettmer und durch Gespräche mit Dr. Vet. Markus Steiner erarbeitet.

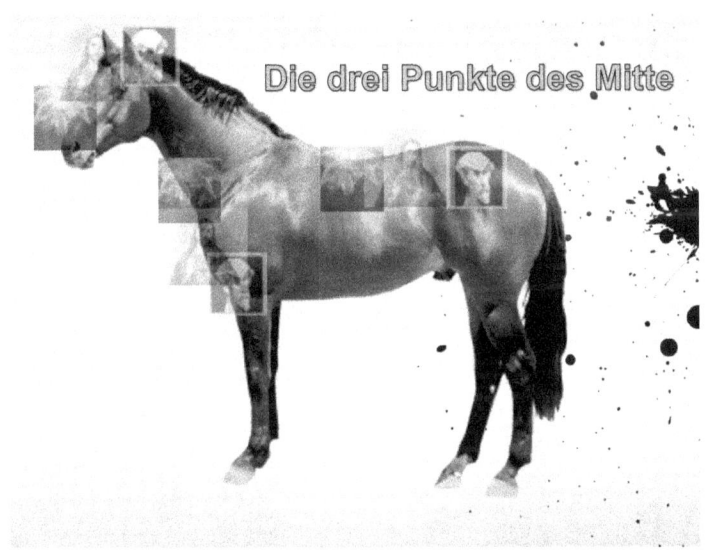

Den Mittelpunkt folgendermaßen finden:

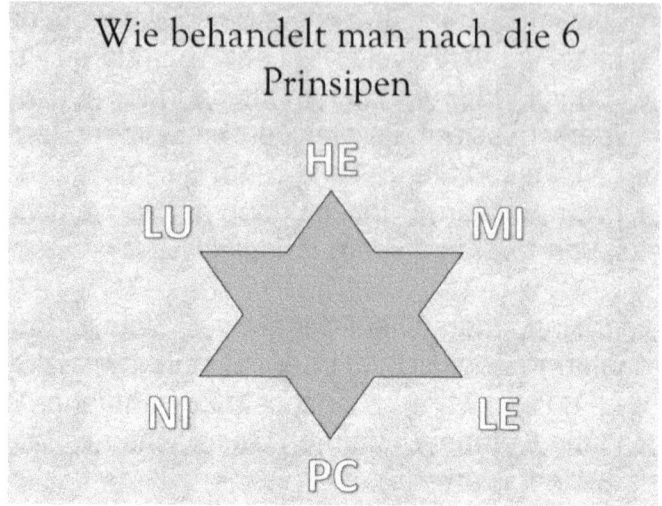

oder wie hier:

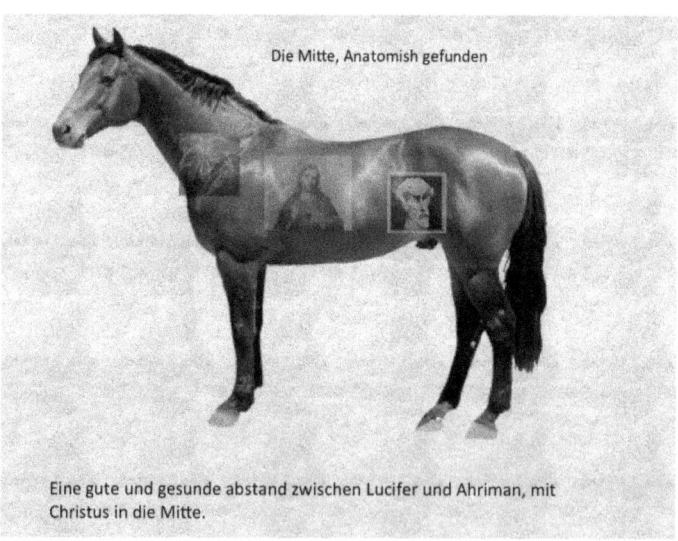

Eine gute und gesunde abstand zwischen Lucifer und Ahriman, mit Christus in die Mitte.

Kapitel Sieben

Die Behandlung der Mitte durch Osteopathie und Cranio-Sacral-Arbeit. Neue Wege der Behandlung von Krebs. Das Problem des Bösen.

Statt den Mittelpunkt durch die 6-Sterne zu suchen, wie in Kapitel vier beschrieben, um als Ergebnis einen Akupunktur Meridian oder Punkt zu bekommen, können wir den Mittelpunkt anatomisch, nur durch Gefühl oder über das Sehen des Überschusses und des Mangels finden, oder in anderer Weise gesagt: Die luziferischen und die ahrimanischen dämonischen Strukturen.

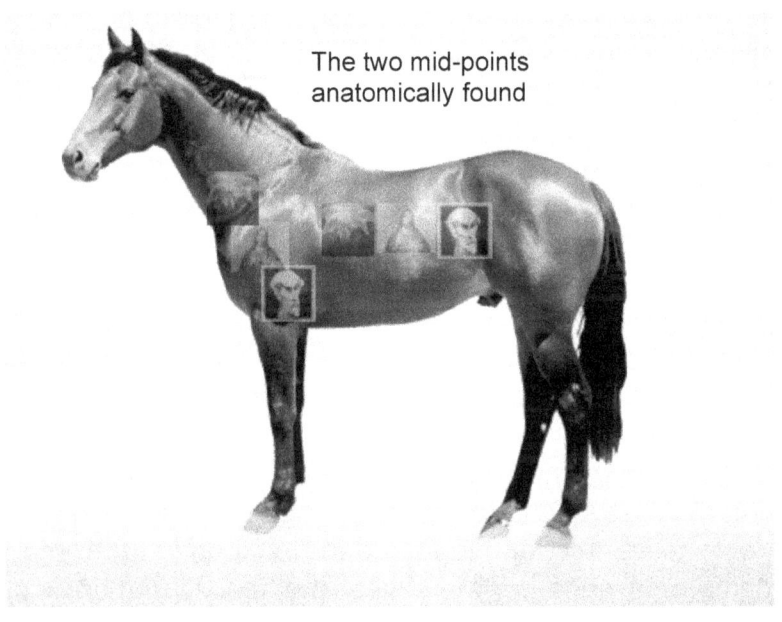

The two mid-points anatomically found

Das erste Mal, als ich diese Dämonen SAH, war, als ich neben einem Pferd stand, in der Gesellschaft von Dr. Markus Steiner. Plötzlich sah ich die beiden Dämonen und ich habe intuitiv einen Schuss von dem Dermojet in der Mitte zwischen ihnen platziert. Die Wirkung war unmittelbar. Sie teilten sich und zogen sich zurück. Laut Dr. Markus Steiner lösten sie sich nicht auf bei der Verwendung des Dermojets. So benutze ich seitdem bei allen meinen Patienten eine trockene Nadel und die Wirkung ist viel besser geworden. In gleicher Weise, als ich Jaffa in Israel besucht habe, wie bereits angesprochen, fand ich mich vor dem Haus sitzend, wo Petrus Simon besucht hatte und die Jüngerin Tabitha von Joppe, heilte. Er näherte sich der kranken/ toten Frau und ging an ihr vorbei (drehte ihr seinen Rücken zu). Dann hatte er sich zurückgewandt und sah, wie Luzifer und Ahriman sich in ihrem Tod in der Region ihres Herzens zusammen geschlossen hatten. Er drückte dann seinen Finger in den kleinen Spalt zwischen ihnen (sie können sich nie ganz verbinden), drückte sie auseinander und brachte Tabitha wieder zum Leben. Dies ist, wie wir die Behandlung in der Osteopathie oder Kranio-Sakral-Therapie tun könnten.

Die Behandlung eines anatomischen oder eines Akupunktur Mittelpunktes anstelle des Defizit Punktes am Beispiel einer Stute.

Ich wollte über eine Stute berichten, die ich während eines Kurses in Worpswede in Deutschland behandelt habe, auf dem Besitz von Sandra Reichelt. Diese Stute hatte mehrere Probleme, vor allem mit ihrem Verhalten. Wir fanden den Mangel durch eine von mir modifizierte Kranio-Sakral Untersuchung. Das Vorgehen bei dieser modifizierten Methode ist, mit den Finger jeden Punkt auf dem Kopf zu fühlen, und wenn der maximale Überschuss und der maximale Mangel gefunden sind, wird der Mittelpunkt zwischen den beiden behandelt, immer noch nur mit den Fingern. In diesem Fall wurde der Mangel auf der Oberseite des Kopfes gefunden. Der Überschuss war gerade über dem Auge. Der Mittelpunkt war in der Mitte des Os Frontale.

Eine der Studentinnen hielt ihren Finger auf den Mittelpunkt und nach dem Eintreten in die spirituelle Welt (wie unter der Pulsdiagnose beschrieben) und nachdem sie ihre Energie in ihre Füße abgesengt hat, begann sie mit der Therapie. Die Stute hat sich sehr schnell entspannt und schien geheilt zu sein. Der Mangel und der Überschuss waren verschwunden. Wir standen alle für einen Moment zurück, nach dem Pferd schauend. Dann kam etwas aus dem Pferd raus und wirbelte herum. Ich fühlte mich wie bei einer Ohnmacht. Einige fühlten sich wie betrunken. Es war ein Dämon, oder man könnte sagen, ein Seelen-Fragment von dem ehemaligen Besitzer. Es ging im Kreis herum und zeigte Zorn, ausgetrieben zu werden. Nach einigen Minuten war der Dämon, der aus der Stute kam, ins Licht umgewandelt und verschwand. Dies alles geschah durch die Behandlung des Mittelpunktes oder Christus-Punktes. Warum wir es diesmal gesehen und gefühlt hatten? Wahrscheinlich, weil wir alle in einem Kreis um die Stute standen, so dass die pathologische Energie/ die pathologische Struktur oder der "Dämon" auf eine Art gefangen war. Dann hatten wir alle Licht zu geben, um sie zu erlösen. Mir ist das noch nie zuvor passiert.

Hinzugefügt:
Ein paar Wochen später erhielt ich eine Mail von einer der Kursteilnehmerinnen, dass ein Teil der pathologischen Energie (ein Teil des Dämons oder ein Teil der Seelenfraktur des Pferdes) weiter in ihr feststeckte. Sie hatte Hilfe bekommen müssen, um sich selber davon völlig zu befreien. Dies zeigt, dass die Kräfte, mit denen wir es zu tun haben, gefährlich sein können.

"Hallo zusammen,
beim letzten Seminar in Worpswede hab ich leider einen Selenanteil geschluckt. Dank meiner Therapeutin hat sie es schnell bemerkt und mich bei ihr zu Hause davon befreien

können. Das Wesen saß fest in meinem Herzen und hat dann erneut versucht, nachts von mir Besitz zu ergreifen. Das was da war, war definitiv nicht ohne und jetzt fragen wir uns, ob noch ein Teilnehmer Veränderungen seit dem Seminar an sich bemerkt hat, bzw. ihr auch die Möglichkeit habt, das an Euch checken zu lassen. Gern stelle ich einen Kontakt zu meiner Energetikerin her.
Außerdem sollten wir mehr an Schutz und Prävention arbeiten ..
Liebe Grüße ...... "

Mein Kommentar.
Besonders, wenn einige der Organe oder Prozesse des Körpers "leer" sind, können Dämonen dort leichter einen Halt bekommen.
Der beste Weg, dies natürlich zu verhindern, ist, gesund zu bleiben.
Der nächst bessere Weg ist es, sich durch verschiedene Techniken schützen.

- Eine Technik ist, eine Feuerwand um sich herum vorzustellen.
- Ein andere ist, sich einen Spiegel zwischen dem Patienten und sich selbst vorzustellen.

Solche Techniken müssen von jedem individuell geprüft werden.

Kapitel Acht

Die Behandlung der Mitte durch Akupunktur. Die 5-Sterne gegenüber den 6-Sternen. Ein neues System der Akupunktur, das in die Zukunft zeigt.

Der "alte" Weg, um den Mangel zu behandeln, war direkt nach der 5-Sterne-Regel.

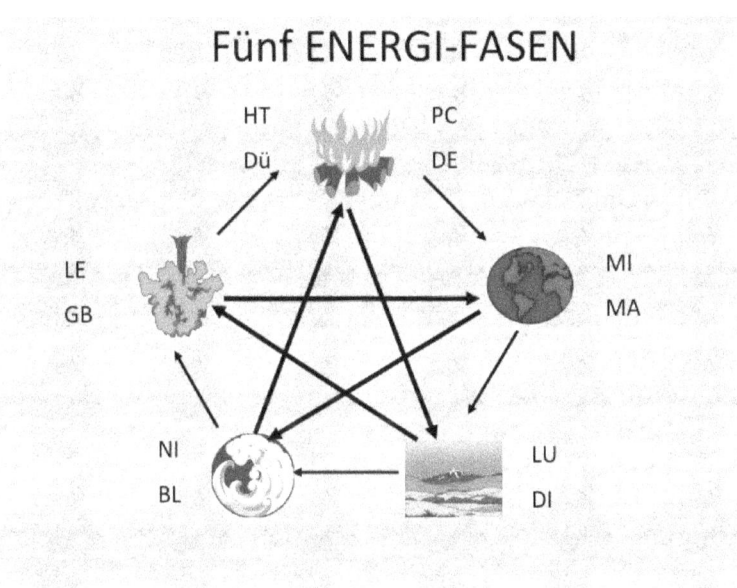

In diesem System ist die Theorie wie folgt: Angenommen, dass wir zu viel verarbeitete Lebensmittel, Zucker und Toxine gegessen haben, so dass die Leber geschwächt ist. Dann wird die Leber Kontrolle über das nächste Element (Erde - Milz und Magen) in dem Ko-Cyclus geschwächt, und der Magen wird Überschuss erleiden. Dann wird es dort Schmerzen, Überaktivität oder möglicherweise sogar Krebs im Magen oder entlang der Magen Meridiane geben. Der

Überschuss im Magen wird auf die Milz übergreifen, und nach einer Weile wird die Milz einen Mangel erleiden. Die Milz wird dann die Kontrolle über das Wasserelement verlieren und das erste Organ (Prozess) im Wasser Element, das exzessiv wird, ist die Blase. Dann erhalten wir die Symptome wie: Blasenentzündung, Blasenschmerzen oder Blasenkrebs. Der Überschuss in der Blase wird dann auf die Niere übergehen, die nach einer gewissen Zeit ein Defizit bekommt. Die Nieren werden dann ihre Kontrolle über das Feuer Element mit seinen vier Organen verlieren: Das Herz, das Perikard, der Dünndarm und der Dreifach-Erwärmer. Die zwei Yang Prozesse werden zunächst einen Überschuss zeigen, nämlich der Dünndarm und der Dreifach-Erwärmer. Die Symptome des Überschusses werden dann dort auftreten, was zu erhöhter Infektionsanfälligkeit, Schmerzen und schließlich Krebs führen kann. Die Feuer Yang Prozesse werden dann auf die Feuer Yin Prozesse oder Organe überlaufen und das Herz samt dem Herzbeutel schwächen, die dann mangelhaft werden.
Und so geht es weiter.

Wie zuvor beschrieben, gibt es drei Möglichkeiten, dieses Problem zu behandeln.

- Wir können den Überschuss behandeln, wo wir ihn finden.
- Wir können den Mangel behandeln.
    - Den anfänglichen oder ersten Mangel.
    - Den vorliegenden Mangel.
- Wir können den Mittelpunkt behandeln.
    - Nach der 6-Sterne Regel.
    - Nach dem anatomischen Mittelpunkt des Körpers.
    - Nach dem Mittelpunkt auf dem Schädel.

Um den Überschuss oder den Mangel effektiv zu behandeln, haben wir einen guten Nutzen durch die 5-Sterne Regel. Bei der Behandlung des Mittelpunktes brauchen wir allerdings eine andere Konfiguration der verschiedenen Organe / Prozesse.
Diese andere Zusammenstellung ist illustriert auf der Seite 00. Es ist die 6 Sterne Methode, die im Kapitel 4 erläutert ist. Da dies ein neues System ist, wird sich mit der Zeit erweisen, ob es eine Verbesserung braucht oder ob es in dieser Form bestehen kann.

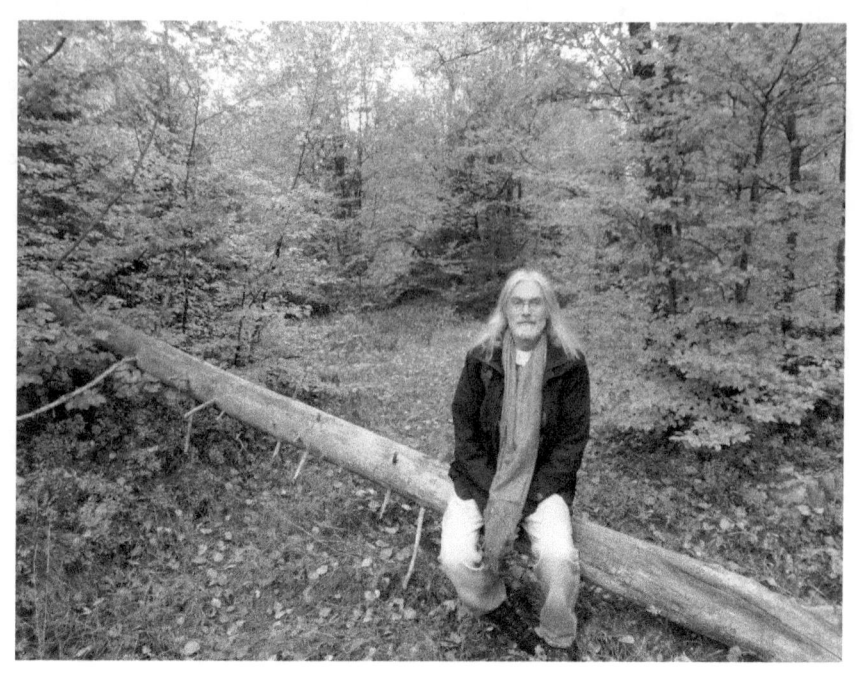

In den Norwegischen Wäldern.

Kapitel Neun

Die Behandlung des Ausbruchs der Krankheit in der Zeit.

Die Mittellinie. Die Behandlung des Ausbruchs der Krankheit durch die Generationen. Trans Generationen Medizin (Die Generationen übergreifende Medizin).

Ich habe dieses Bild in meinen Vorlesungen seit mehreren Jahren benutzt. Es zeigt, wie wir mit unseren Pulsen in der Zeit zurück gehen können.

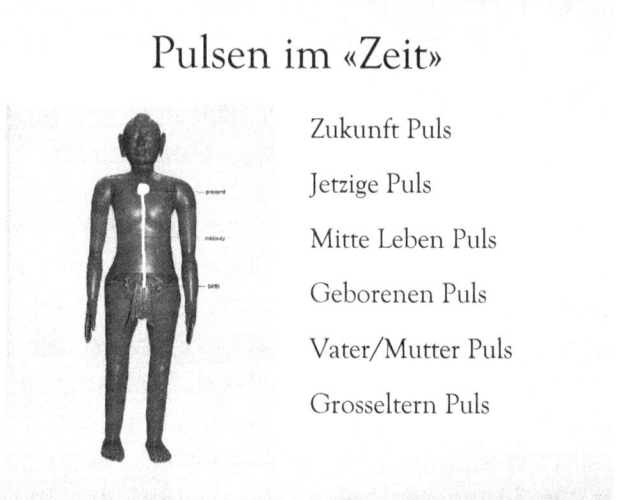

Das Verfahren ist wie folgt:

Wir nehmen den Puls, steigen in die spirituelle Welt ein, konzentrieren uns auf unser eigenes Herz und treten dann in das Herz des Patienten den ganzen Weg bis zu der 12.

Schicht ein, wo wir an der tiefsten Stelle des Pulses sind. Dann suchen wir nach dem Puls, der den größten Mangel zeigt. Während wir den mangelhaften Puls halten, beginnen wir uns distal, entlang der Mittellinie, zu bewegen. Wenn der lehre Puls verschwindet, sagen wir, auf dem halben Weg zum Os pubis, ist das Problem, der Mangel, die Krankheit in der Mitte des Lebens aufgetreten.

Das gesamte Puls-Bild wird sich radikal ändern, wenn wir in unserem Geist entlang der Mittellinie, die in der Zeit zurückreicht, distal reisen. Der Abstand zwischen der Mitte des Herzens und dem Os pubis gleicht der gesamten Lebensdauer. Die Mitte des Weges gleicht der Lebensmitte. Os pubis gleicht der Geburt, und so weiter. Wir haben nur dem meist lehre Puls den ganzen Weg durch das Leben zu folgen, um den Beginn des Problems zu finden. Manchmal geht es direkt den Weg zur Geburt, den ganzen Weg zum Os pubis, und manchmal darüber hinaus. Was bedeutet das?

Nun, eine meiner Studenten, Margit Buen, eine Krankenschwester, die mit den Generationen übergreifenden Traumen arbeitet, hat herausgefunden, dass wir unterhalb des Os pubis fortsetzen können. Wir können Beine entlang weiter nach unten fortsetzen. Die Linie des Vaters ist in dem linken Bein und die Linie der Mutter ist in dem rechten Bein. Die gesamte Lebensdauer der Eltern ist in der Länge des Oberschenkels, Os Femur, und in der Kreuzung des Knies finden wir die Geburt der Eltern. Dann in dem Os Tibia finden wir das Leben der Großväter und in dem Os Fibula das Leben der Großmütter. In den Os Tarsales finden wir die Urgroßmütter und die Urgroßväter. Es scheint, dass wir unseren Vorvätern und Vormüttern bis zu 7 Generationen rückwärts folgen können.

Die Behandlung von diesem «Vor-Generationen-Beginn» der Krankheit durch verschiedene Formen von Traumata (wie Krieg, Gefängnis, Konzentrationslager, Vergewaltigung, Mord usw.) ist, eine Nadel zu setzen, mit der Absicht und dem Wissen, dass genau an diesem Punkt der Beginn der Erkrankung, der Ausgangspunkt des Mangels, ist.

Nachtrag I

Pulsdiagnose als eine Initiation in die spirituelle Welt

Rudolf Steiner beschreibt die Grundlage für die Entwicklung eines erforderlichen Geisteszustandes folgendermaßen:

"Zwischen Geburt und Tod lebt der Mensch, in seiner heutigen evolutionären Entwicklungsstufe, sein gewöhnliches Leben in drei Seelenzuständen: wachend, schlafend, und in dem Zustand zwischen diesen, träumend. Der Mensch erwirbt Wissen über höhere Welten, wenn er Bewusstsein während des Schlafens entwickelt. Während seines wachen Zustandes liefert die Seele sich an Gefühlseindrücke und Gedanken aus, welche durch diese Eindrücke hervorgerufen werden. Während des Schlafes hören diese Gefühlseindrücke auf, aber die Seele verliert auch ihr Bewusstsein. Die Erfahrungen des Tages sinken in das Meer der Unbewusstheit. Lasst uns nun vorstellen, dass es für die Seele möglich wäre, während des Schlafes bewusst zu werden trotz des Ausschlusses aller Sinneseindrücke. Eine Antwort auf dieses Problem ist nur möglich, wenn die Seele sogar etwas erfahren kann, obwohl keine Sinnes-Aktivitäten und kein Gedächtnis von ihnen in ihr vorhanden sind. Die Seele würde sich selbst in Bezug auf die gewöhnliche äußere Welt in einem Zustand ähnlich des Schlafes wiederfinden und doch würde sie nicht schlafend sein, sondern, wie in einem wachen Zustand, würde sie mit der echten Welt konfrontiert werden. Solch ein Zustand der

Bewusstseins kann induziert werden, wenn das menschliche Wesen die Seelenerfahrungen herbeiführt, die durch spirituelle Wissenschaft möglich gemacht werden; und alles, was diese Wissenschaft beschreibt hinsichtlich Welten, die jenseits der Sinne liegen.

Dieser Zustand des Bewusstseins ähnelt Schlaf nur in einem gewissen Aspekt, nämlich durch die Tatsache, dass alle äußeren Sinnes-Aktivitäten aufhören mit seinem Auftreten; auch alle Gedanken sind beruhigt, die durch diese Sinnes-Aktivitäten geweckt worden waren. Dadurch wird in der Seele eine aufschlussreiche Fähigkeit geweckt, die im gewöhnlichen Leben nur durch die Aktivität der Sinne erregt wird. Das Erwachen der Seele zu einem solchen höheren Zustand des Bewusstseins kann Initiation genannt werden.

Die Bedeutung der Initiation führt von dem gewöhnlichen Zustand des wachen Bewusstseins zu einer Seelenaktivität, durch welche die spirituellen Organe der Beobachtung eingesetzt werden. Diese Organe sind in der Seele in einem Keimzustand präsent; sie müssen entwickelt werden. Es kann passieren, dass ein menschliches Wesen in einem bestimmten Moment im Laufe seines Lebens, ohne eine spezielle Präparation, die Entdeckung in seiner Seele macht, dass sich solche höheren Organe in ihm entwickelt haben. Dies ist als eine Art unwillkürliches Selbst-Erwachen gekommen. Solch ein menschliches Wesen wird finden, dass es durch seine ganze Natur transformiert wurde. Eine grenzenlose Bereicherung seiner Seelenerfahrung tritt ein. Er wird finden, dass kein Wissen aus der sinnlichen Welt ihm solche Glückseligkeit geben kann, solche Seelen-Zufriedenheit und solche innere Wärme, wie er sie nun erfährt durch die Offenbarung *des Wissens, unerreichbar für das physische Auge. Stärke und Lebenssicherheit wird in seinen Willen aus der spirituellen Welt strömen. — Es gibt solche Fälle von Selbst-Initiation. Sie sollten, wie auch immer, uns nicht verführen zu glauben, dass dies der eine und einzige Weg ist, und dass wir auf eine solche Selbst-Initiation warten sollten, nichts tuend, was uns zu einer Initiation durch richtiges Training bringt. Wie das menschliche Wesen durch Training die Wahrnehmungs- Organe entwickeln kann, welche embryonisch in der Seele liegen, wird hier beschrieben werden."*

Durch die Kombination der drei Qualitäten (nicht sorgen, nicht mit dem Geist wandern, nicht handeln) konzentriert man sich auf den Patienten, aber stört nicht seine/ihre Energien. Auf diesem Weg durchgeführt, ist das diagnostische Pulsnehmen so unvoreingenommen und objektiv wie möglich.

Unser Verstand kann sehr gut das Ergebnis der diagnostischen Arbeit beeinflussen, genau in dem gleichen Weg, wie ein Beobachter das Ergebnis in der Quantenphysik beeinflussen kann. Wenn wir versuchen, den Puls zu nehmen, sollten wir also so entspannt wie möglich sein, ohne angespannte Muskeln. Wir sollten auch die Anwesenheit von kritischen Beobachtern vermeiden oder von Kollegen, welche aggressiv sind gegenüber dem, was wir tun, oder von Konkurrenten, welche neidisch sind bei guten Ergebnissen.
Was ich beobachtet habe in Verbindung mit meinem Puls-Nehmen, ist das gleiche, was in dem Buch „Das geheime Leben der Pflanzen" von **Peter Tompkins** und **Christopher Bird** beschrieben wird. Sie schildern, dass wir in einem meditativen Geisteszustand für die Pflanzen sein müssen, damit diese menschliche Gefühle „fühlen" können, die

Gefühle von Menschen. Dieses Buch beschreibt, wie es für uns möglich ist, in emotionalen Kontakt mit Pflanzen zu kommen, und wie die Anwesenheit von eifersüchtigen oder aggressiven Personen den beschriebenen Kontakt verringern kann.

Dieser Kontakt ist ungefähr das gleiche, was wir mit dem Patienten oder dem Tier beim Puls-Nehmen erzielen müssen.

Die gleichen Schlussfolgerungen wurden vom französischen Wissenschaftler **Beneviste** gemacht bei seinen Forschungen zur Homöopathie. Homöopathie scheint nicht zu wirken, wenn wir nicht meditativ in das Heilmittel eingestimmt sind, wenn es hergestellt wird oder wenn es zum Patienten gegeben wird. Hahnemann beschrieb das gleiche Phänomen in seinem "Organon der Heilkunst", 6. Edition, Paragraph 265.

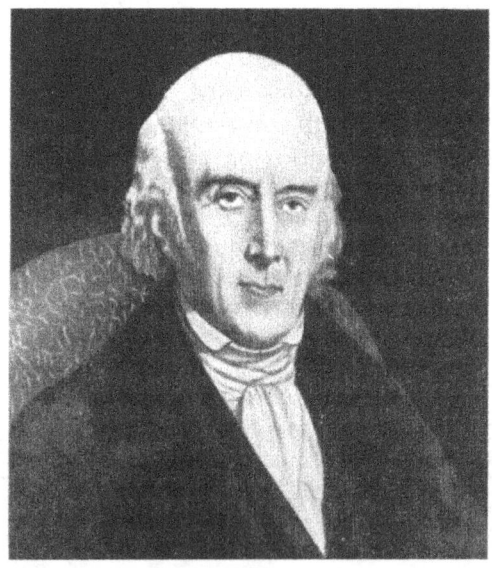

Christian Frederic Samuel Hahnemann

§. 265.

Es ist Gewissenssache für ihn, in jedem Falle untrüglich überzeugt zu seyn, daß der Kranke jederzeit die rechte Arznei einnehme, *und deßhalb muß er die \ richtig ./ gewählte Arznei \ dem Kranken / ¬ aus seinen eignen Händen* \ ¡1271\ / *geben, auch sie selbst*1272 ¬*zubereiten*1273 *1).*1274

¡1275 *1) Um dieses wichtige Grundprincip meiner Lehre aufrecht zu erhalten, habe ich seit dem Beginne ihrer Entdeckung viele Verfolgungen erduldet.* ¡

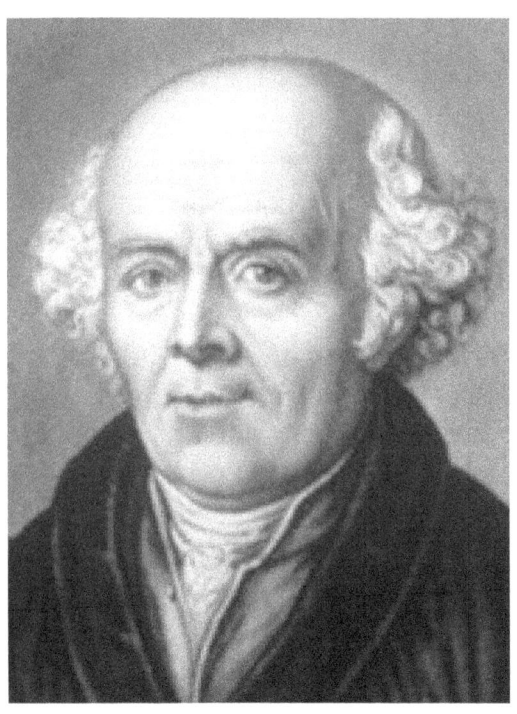

**Christian Friedrich Samuel Hahnemann,
10 April 1755 – 2 Juli 1843**

Heute würde ich den Weg, um in die spirituelle Welt einzutreten, folgendermaßen beschreiben:

Die hauptsächliche „Sache" oder Konstellation oder Konfiguration, die uns mit einem festen Griff in der physischen Welt hält, ist die Verstrickung von Denken, Fühlen und Wollen. Solange wir in diesem Griff sind, können wir nicht die energetischen Veränderungen in der spirituellen Welt erkennen. Wir müssen dann das Fühlen vom Wollen und vom Denken trennen, um die „andere Welt" betreten zu können.
Alle früheren Esoteriker oder Schamanen wurden mit diesem Problem konfrontiert und haben Methoden entwickelt, wie man in die spirituelle Welt eintreten kann. Diese Methoden sind ungefähr so, wie das, was ich hier beschrieben habe; entweder im Trennen der Maße der Welt oder Fähigkeiten der Seele.
Auch in der modernen "Elfen-Schule" in Island verwenden sie viel von der gleichen Methode.
Es gibt eine enge Verbindung zwischen den Richtungen in der physischen Welt und den drei Seelen-Qualitäten Denken, Fühlen und Wollen. Das Denken ist aufwärts gerichtet, das Fühlen in die Peripherie, in die Weiten der Welt, und der Willen ist abwärts gerichtet, zu der Erde selber. Wenn wir dann uns selbst ausblenden lassen, in die Weiten der Welt, genau wie wir es machen, wenn uns eine Situation, in der wir sind, nicht interessiert, und wir dann fast einschlafen.

#

Nachtrag II
Die Pulsdiagnose als ein Weg zu hellsichtiger Observation, beschrieben in Verbindung mit der Anthroposophie Rudolf Steiners.

Rudolf Steiners Anthroposophie beschreibt einen Weg, um spirituelles Wissen zu erhalten. Dieser Weg besteht aus:

- Präparation
- Imagination
- Inspiration
- Intuition

In vielen seiner Vorträge und Bücher beschreibt Steiner wie man diesen Weg einschlagen oder gehen kann.

Nachdem ich die Pulsdiagnose 29 Jahre verwendet habe, habe ich 2009 realisiert, dass die spirituelle Entwicklung, die ich durch das Weiterentwickeln meiner Fähigkeiten innerhalb der Pulsdiagnose erfahren hatte, klare und deutliche Parallelen zu Steiners Beschreibung des Weges hatte, den ein spiritueller Schüler zu gehen hat.

Erst ein kurzes Resümee meiner Entwicklung in der Pulsdiagnose.
Am Anfang waren die Pulsbeobachtungen sehr schwach; ich musste neu gewaschen werden, in ruhiger Umgebung, nicht hungrig oder satt; zusammenfassend in einem ausbalancierten Geisteszustand. Nach einigen Jahren wurde dies weniger und weniger wichtig und die Beobachtungen wurden immer und immer stabiler.
Zusätzlich begann ich nach einigen Jahren die ätherische Energie buchstäblich zu **sehen**, welche ich zuerst durch den Puls entdeckt hatte. Die Arbeit mit den Energien des

Körpers erhöhte die Entwicklung der spirituellen Sinnesorgane. Zuerst hatten die Beobachtungen ihr sensorisches Zentrum im hinteren Teil des Gehirns, dann begann es zu wandern. Zuerst wanderte es zum Herzen, dann in die Wirbelsäule, aber dann langsam verteilte es sich über den ganzen Körper. Die Beobachtungen wurden auch größer, von nur einer intellektuellen Beobachtung hin zu einem unmittelbaren Wissen von Vergangenheit, Gegenwart und Zukunft dieser speziellen Beobachtung. Die Strömung dieser Beobachtung, jetzt des Wissens, veränderte sich auch. Am Anfang strömte die Informationsrichtung aus der Umgebung oder vom Patienten zu mir, aber dann fing es an, beide Wege zu gehen, als wenn der Patient auch gleichzeitig eine Behandlung erhielt während ich diagnostizierte. Die Beobachtungen vergrößerten sich auch im Raum als es dazu kam, den astralen Teil mit zu fassen. Dieser Teil wurde als ein lichtdurchflossener Bereich gesehen, zusammen mit der dunkleren ätherischen Energie. Dann begannen die Beobachtungen, sich in der Zeit zu bewegen. Vergangenheit, Gegenwart und Zukunft wurden eins.

Als ich Steiners Beschreibung der Entwicklung der Inspiration fand, zum Beispiel in "Geisteswissenschaft im Umriss" um die Seiten 225 und 226 herum, fand ich, dass dies eine akkurate Beschreibung dessen war, was ich in den letzten 29 Jahren erfahren hatte. Obwohl Steiners Beschreibung mit der Entwicklung im astralen Körper startet und sich dann zum ätherischen Körper ausbreitet, scheint die Entwicklung in Verbindung mit dem Puls im ätherischen Körper zu beginnen und sich zum astralen Körper hin auszubreiten.

#

In einem Vortrag, den er am 26. August 1912 in München gehalten hat, beschreibt Rudolf Steiner auch, wie wichtig die Hände als spirituelle Sinnesorgane sind, damit prognostiziert er die Wichtigkeit der Pulsdiagnose, wo die **sensitiven Fingerkuppen das Bewusstsein des Blutstromes treffen**:

"…. das ist, was wir erfahren, wenn wir versuchen, die Verbindung zu finden zwischen dem Teil des menschlichen oder ätherischen Körpers, welcher dem Gehirn oder Kopf entspricht, und dem physischen Gehirn oder physischem Kopf selbst. Es gibt eine innige Verbindung zwischen ihnen. Wenn wir diese Beziehung ausdrücken möchten, können wir sagen, dass wir in unserem Kopf, besonders in unserem Gehirn, einen getreuen Ausdruck der ätherischen Kräfte haben, etwas, dass uns in äußeren Phänomenen und äußeren Funktionen ein wirklich getreues Bild der Funktionen und Prozesse im korrespondierenden ätherischen Teil gibt.

Im Falle anderer Organe des menschlichen ätherischen Körpers und den korrespondierenden physischen Sinnesorganen ist es unterschiedlich. **Betrachten Sie die Hände.** *Der Unterschied zwischen den äußeren physischen Händen und ihren Aufgaben, und dem, was an der Basis des korrespondierenden ätherischen Teils liegt, ist sehr viel größer als der Unterschied zwischen dem physischen Kopf und seinem korrespondierenden Teil im menschlichen ätherischen Körper. Was sich durch das ätherische Organ, welches Hände genannt wird, manifestiert, ist nur zu einem kleinen Grad das, was sich als physischer Ausdruck in den*

Händen findet. Die ätherischen Organe der Hände sind wahre spirituelle Organe. Die ätherischen Organe, die sich in den Händen und ihren Funktionen ausdrücken, arbeiten viel mehr intuitiv, mehr spirituell, und führen eine weit höhere Aufgabe aus als es von dem ätherischen Gehirn ausgeführt wird. Wer auch immer in diesen Angelegenheiten Fortschritte gemacht hat, wird sagen, dass das Gehirn mit seiner ätherischen Basis in der Wirkung bei weitem das am wenigsten geschickte spirituelle Organ ist, dass der Mensch in sich trägt.

Die spirituelle Aktivität, die verbunden ist mit den Organen, welche den Händen zugrunde liegen, die aber unvollständig in den Händen und ihren Funktionen ausgedrückt wird, dient einer weit höheren, mehr spirituellen Art von Wissen und Beobachtung. **Diese Organe können in die übersensible Welt führen und sie können sich selbst mit unserer Wahrnehmung und Orientierung dort beschäftigen.** *Ein spiritueller Seher könnte dies ausdrücken, ein wenig erstaunlicherweise, aber genau, indem er sagt, dass das menschliche Gehirn ein ungeschicktes Organ für die Erforschung der spirituellen Welt ist, und dass die Hände, oder die spirituelle Basis der Hände, viel interessantere und bedeutsamere Organe für das Gewinnen von Wissen über die Welt sind, und dass sie sicherlich viel geschicktere Organe als das Gehirn sind.*

Nicht viel ist gewonnen auf dem Weg zur Initiation durch den Einsatz der Verwendung des physischen Gehirns zur freien Verwendung des ätherischen Gehirns. Der Unterschied ist nicht groß zwischen dem, was erreicht werden kann durch ein gereinigtes, intuitives Gehirn-Denken und geregeltem spirituellen Arbeiten im ätherischen spirituellen Gegenstück des Gehirns. Der Unterschied ist viel größer zwischen dem, was unsere Hände in der Welt vollbringen, und was mit dem ätherischen Anteil, der die spirituelle Basis der Hände ist, getan werden kann, und dem, was das ätherische Gehirn machen kann als spirituelle Basis des physischen Gehirns. Auf dem Weg der Initiation ist keine große Entwicklung des ätherischen Gehirns notwendig, da es nicht ein besonders wichtiges Organ ist. Aber die ätherische Basis der Hände ist mit der Lotusblume in der Herzregion verbunden, wie Sie in meinem Buch : „wie erlangt man Erkenntnisse der höheren Welten" lernen können.

Diese Lotusblume gießt ihre Strahlen der Kraft in solcher Weise aus, dass der Organismus sich so aufbaut, auf der Stufe, auf der der Mensch im Moment ist, dass er in einer unvollständigen Form in den Händen und ihren Funktionen existiert. Auch wenn es seltsam klingen mag, ist es doch wahr, dass das am wenigsten geschickteste Organ für spirituelle Untersuchungen das Gehirn ist, da es am wenigsten entwicklungsfähig ist. Andererseits eröffnen sich vollständig neue Perspektiven, wenn wir andere scheinbar untergeordnete Organe berücksichtigen."

(- See more at:

http://wn.rsarchive.org/Lectures/GA138/English/AP1980/19120826p01.html#sthash.xsqh7MIT.dpuf)

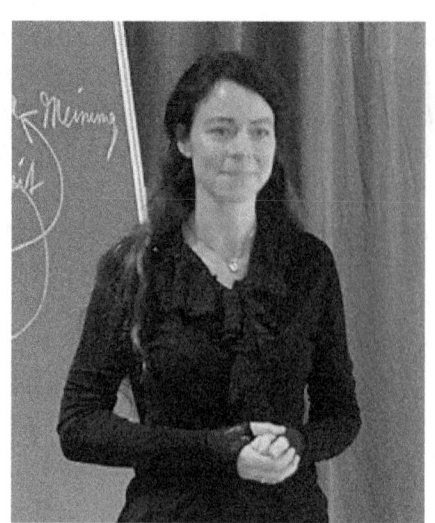

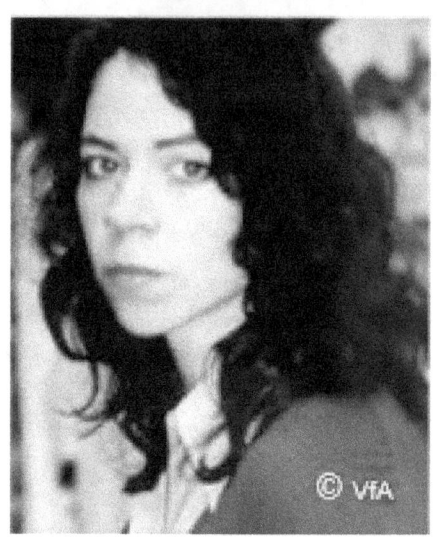

Judith von Halle

Nachtrag III

Etwas über die Behandlung der Mitte oder des Christus Punktes nach Homöopathischen Prinzipen (geschrieben Januar 2016)

Um dieses Kapitel zu verstehen, muss ich in das Jahr 1983 zurückgehen und meine Erfahrungen mitteilen.

Zu Beginn meiner praktischen Tätigkeit habe ich beobachtet, daß mein Bewusstsein bezüglich des Lebens der Bäume und des allgemeinen natürlichen Lebens einen starken Effekt auf meine Behandlungsergebnisse hatte.

Einige Jahre hatte ich bei der Behandlung von Herpes Zooster keine Effekte. Dann las ich eine Veröffentlichung von Rudolf Steiner über die spirituellen Ursachen von Herpes Zooster, sofort veränderten sich die klinischen Resultate von 0% auf 90%. Ich war beindruckt!

Es scheint, daß das Wissen und Verstehen von Krankheiten und wie man diese behandelt, von großer Bedeutung für den Behandlungserfolg ist.

Diese spirituelle Realität ist Bestandteil meines Lebens. Als mir bewusst wurde, das Krankheiten eventuell transloziert werden, hatte ich keine Idee, wie ich dies vermeiden könnte. Ich verstand, dass wir den Punkt der Mitte, bzw. den sogenannten Christus Punkt behandeln müssen. Die Effekte der "alten" Therapieform (entsprechend den 5 Elementen) schwanden dahin. Insbesondere bei der Behandlung von Krebspatienten machte ich diese Erfahrung. Und nicht nur ich machte diese Erfahrung. Einige meiner Studenten, besonders diejenigen, die mir nahe sind, machten dieselbe

Erfahrung bei der Behandlung von Krebs und Krebspatienten.

Die Aktinide wirken gegen die "atomische" Kraft der Asuras. Sie aktivieren die heilenden Kräfte gegen die Asuras Zerstörung von Bewusstsein und Äther des Lebens. Die Symptome sind oft vom "I" und/oder dem physischen Körper. Es gibt 15 Actinide, so wie es (ungefähr) 12-15 Hauptgruppen von asurischen Lebewesen/Dämonen gibt.

Aktinium	Seine Chemie wird dominiert durch (+3) O. S. Seine Anteile sind farblos. 29 Isotope sind bekannt. Es zeigt keine Absorption im sichtbaren UV Licht zwischen 400-1000 nm. ^{227}Ac ist stark radioaktiv und ebenso seine Zerfallsprodukte. Aktinium Metall ist silbrig fest. Es wird durch Reduktion von Oxid, Fluorid oder Chlorid der w/Gruppe 1 Metallen erhalten. Es oxidiert schnell in einer feuchten Umgebung. Es formt unlösliche Fluorid- und Oxalatkomplexe. ($Ac_2(C_2O_4)_3*10H_2O$)	Milz
Thorium	Thorium wurde von Berzelius 1828 entdeckt und nach dem nordischen Donnergott Thor benannt. Es ist grau, ein radioaktives Metall, welches reichlich in der Erdoberfläche vorhanden ist (Zweimal häufiger als Zinn) und ist das erste Metall der sogenannten «Aktinide» Serie und endet mit Lawrencium (Element 103). Die Halbwertszeit des Isotops TH 232	Milz

	(ungefähr 1010 Jahre) sichert ausreichende Mengen für die Zukunft. Das Metall ist recht weich und gut formbar, dunkelt an der Luft recht schnell, durch oxydative Prozesse bedingt. Es reagiert langsam mit Wasser bei Raumtemperatur. Thorium wird verwand bei speziellen Magnesiumlegierungen und Photosensoren. Das Oxid wird in qualitativ hochwertigen Linsen verwand. Ein Thoriumisotop kann in Uranium 234 umgewandelt werden, durch Bombardement mit langsamen Neutronen. Uranium-234 ist ein Spaltprodukt von Uranium und kann in Kernkraftwerken benutzt werden.	
Protactinium	Es ist das älteste Aktinid. ^{231}Pa hat eine Halbwertszeit von $3.28*10^{14}$, welches die chemische Untersuchung leicht macht. Es hat eine α-Strahlung, es ist radioaktiv. Pa ist formbar, biegsam, silbrig und hat einen Schmelzpunkt von 1565°C. Es ist ein Supraleiter.	Alle Yin rechte Seite = MI06
Uranium	Viele Verbindungen existieren zwischen O.S. von +3 bis +6. Das häufigste O.S. ist +4 und +6. Stabilität von O.S. U^{3+} reduziert zu Wasserstoff. U^{4+} ist stabil in wässrigen Lösungen unter Abwesenheit von Sauerstoff. U^{5+} zerfällt schnell in eine Mischung von U^{4+} und U^{6+} in einer wässrigen Lösung. U^{6+} stabil in wässrigen Lösungen. Wenn rein, scheint es silbrig. An der Luft wird es zuerst	Alle Prosessen schwach = LU01

	gelblich, dann schwarz, es ist eine Mischung von Nitrit und Oxid. Pulverisiertes Metall ist an der Luft entzündlich.	
Neptunium	Es war das erste Transuraniumelement, welches 1940 entdeckt wurde. Es gibt 15 bekannte Isotope, nur ^{237}Np, w/ mit einer Halbwertszeit von $2.14*10^6$ Jahren, ist nützlich für chemische Experimente. Es zeigt O.S. von +3 bis +7 in Verbindungen. Es ist ein silbriges Metall, mit einem Schmelzpunkt von 637°C und einem Siedepunkt von 4174°C. Die Oberfläche oxydiert an der Luft. Bei hohen Temperaturen wird es in NpO_2 umgewandelt.	Ren mo
Plutonium	Es gibt 15 bekannte Isotope. Die Masse variiert von 232 bis 246. Das wichtigste Isotop ist ^{239}Pu, da es spaltbar ist und eine Halbwertszeit von 24,100 Jahren hat, dadurch ist es für chemische Studien hervorragend geeignet. Es zeigt O.S. von +3 bis +7. Die +3 und +4 O.S. sind die wichtigsten, aber Verbindungen des Ions sind gut definiert. Pu^{+7} existiert nur unter alkalischen Bedingungen. Es hat 6 allotrophische metallene Zustände, welches es selten macht. Sie können sich bilden zwischen Raumtemperatur und seinem Schmelzpunkt von 640°C. Es ist dicht, silbrig und ein reaktives Metall; reaktiver als Uranium oder Neptunium. An der Luft bildet sich eine grün-graue Oxydschicht. Es	Nieren

	reagiert langsam mit kaltem Wasser, schneller mit verdünnter H_2SO_4, und löst sich schnell in verdünnter Hydrochlorsäure oder Hydrobromsäure.	
Americium	Es hat 12 bekannte Isotope. Es wurde erstmalig hergestellt von Seaborg und seinen Mitarbeitern 1944-1945, wobei ^{239}Pu und ^{241}Pu zu ^{241}Am zerfiel, welches eine Halbwertszeit von 433 Jahren hat. ^{241}Am und ^{243}Am, welches eine Halbwertszeit von 7380 Jahren hat sind die bedeutendsten Isotope, da ihre Halbwertszeit es Wissenschaftlern ermöglicht ihre Charakteristika zu studieren. Das Metall ist splitternd, formbar und sehr weich. An der Luft wird es schnell matt und löst sich schnell in Hydrochlorsäure. Es reagiert mit Wärmebildung mit Oxyden, Halogenen und anderen Nichtmetallen.	Lunge
Curium	**Spätere Actinide (Cm, Bk, Cf, Es, Fm, Md, No, and Lr)** Ihre Chemie ist meist M^{+3} Status. Sie formen alle binäre Verbindungen, wie Trihalide. Curium, Berkelium und Californium haben die folgende Chemie: Oxidieren an Luft zum Oxyd. Elektropositiv. Reagiert mit Hydrogenbildung durch Wärme und formt Hydride. Bildet bei Erwärmung Verbindungen mit Nicht Metallen der Gruppe 5 und 6.	Nieren

Berkelium	Dasselbe als Curium	Blase
Californium	Dasselbe als Curium	Dickdarm
Einsteinium	Dasselbe als Curium	Hertz
Fermium	Dasselbe als Curium	Leber
Mendelevum	Dasselbe als Curium	Heart
Nobalium	Dasselbe als Curium	Alle
Lawrencium	Dasselbe als Curium	Nieren

Wenn entsprechend den 6 Elementen, der Punkt der Mitte oder Christus Punkt, behandelt wird, hat man einen entsprechenden Effekt.

In der Homöopathie habe ich ähnliche Beobachtungen gemacht. Die guten Ergebnisse bei der Behandlung von Krebspatienten hatte ich nur dann, wenn ich die Arzneimittel eingesetzt habe, die die dämonischen Geister bekämpfen. Diese homöopathischen Arzneimittel sind wie folgt.
Die mögliche Nutzung homöopathischer Arzneimittel, hergestellt aus Metallen, den Lanthaniden und Actiniden, um den Feind zu bekämpfen. Ein vorläufiges System.
Dieses System ist in Fort- und Weiterentwicklung und ich würde mich glücklich schätzen, von meinen verehrten Kollegen Ergebnisse, Hinweise und Ratschläge zu erhalten.

Die Lanthanide wirken gegen die zerstörerische Kraft der luziferischen Dämonen und ihrer magnetischen Effekte. Die Symptome manifestieren sich für gewöhnlich im Seelenkörper, dem Astralkörper, in den chemischen Ätherkräften. Es gibt 15 Lanthanide, so wie es ca. 12-15 Gruppen luziferischer Wesen/Dämonen gibt.

Lanthanium	Farblos	Milz
	Die Lathanide wurden erstmalig 1787 gefunden, als ein ungewöhnliches schwarzes Mineral in Ytterby, Schweden. Diese Mineral, auch als Gadolinite bekannt, wurde später aufgespalten in die unterschiedlichen Lanthanid Elemente. Professor Gadolin fand 1794 Yttria, eine unreine Form von Yttriumoxid. 1803 sonderten Berzelius und Klaproth die erste Ceriumverbindung ab. Mosley wies später per Röntgenspeckralanalyse nach, dass vierzehn Elemente zwischen Lanthanum und Hafnium sind. Die anderen Elemente wurden später aus dem Mineral separiert. Diese Elemente wurden als seltene Erden klassifiziert, entsprechend ihrem seltenen Vorkommen. Dies kann irreführend sein, da die Lanthanide praktisch gesehen ein unbegrenztes Vorkommen haben. Der Begriff Lanthanide wurde gewählt, da das erste Element dieser Reihe Lanthanum ist.	
Cerium	Farblos	Milz
	Entdeckt von Berzelius und Hisinger 1803, allerdings erst als Metall isoliert 1875, Cerium (benannt nach dem Asteroiden Ceres) ist das am häufigste vorkommende Metall, der sogenannten seltenen Erden Metalle. Es steht am Anfang der Lanthanide, welche von Element 58 bis 71 gehen. In reiner Form ist dieses Metall formbar und weich und hat die Farbe von Eisen. Es ist	

	viel reaktiver als Eisen. Oxidiert schnell in feuchter Luft und setzt Wasserstoff in kochendem Wasser frei. Reibung kann es entzünden. Auch wenn dieses Metall zu reaktiv ist um Verwendung zu finden, so werden doch Ceriumverbindungen in der Glasproduktion und Photographie verwand. Weiterhin wird es in speziellen Legierungen benutzt. Cerium wird kommerziell aus Monazit-sand gewonnen, welcher eine Mischung von Phosphaten der seltenen Erden Metalle mit Calcium und Thorium ist.	
Praseodym	Grün Praseodym, welches nach den Griechen Prasios und Didymos (grünen Zwillinge) benannt wurde, wurde 1895 durch von Welsbach entdeckt und isoliert. Zu dieser Zeit war es als Didymium bekannt. Von Welsbach's Arbeit zeigte, das diese «Substanz» aus zwei neuen Elementen bestand, wovon eine Praseodym war und Neodym das andere. Reines Praseodym ist silbrig Weiß und relativ weich. Es oxidiert langsam an der Luft und reagiert heftig im Wasser mit Wasserstoffbildung. Es wird gemeinsam mit Magnesium in Legierungen genutzt und findet Verwendung im Flugzeugbau.	Lunge
Neodymium	Rot Es wurde 1885 gemeinsam mit Praseodym und Neodym entdeckt,	Lunge & Nieren

	benannt nach den Griechen Neos und Didymos (neuen Zwillinge). Das silbrig weisse Metall oxidiert leicht an der Luft und reagiert mit Wasser indem es Wasserstoffgas bildet. Wiederum ist ein weiteres der «seltenen» Erden Metalle, Neodym mehr verfügbar als manche bekanntere Metalle, wie Gold, Silber, Zinn und Blei. Misch Metall, benutzt in farblosem Glas, hat ungefähr 18% Neodym. Dieses Element wird weiterhin verwendet zur Herstellung von künstlichen Rubinen für Laseranwendungen.	
Prometium	Gelb Die Existenz von Promethium (nach dem griechischen Gott Prometheus benannt) wurde von Henry Moseley 1912 nachgewiesen, nachdem er eine Röntgenmethode entwickelt hatte, zur Bestimmung der Anzahl Atome eines Elementes. Ein Element fehlte zwischen Neodym und Samarium. Seine Existenz wurde 1947 nachgewiesen durch Marinsky, Glendenin und Coryell. Historisch gesehen ist die Entdeckung von Element 61 interessant. Ca. 1925 wurde in Florenz (Florentinum) und in den USA (Illinium) Promethium «gefunden». Heute wissen wir, das beide Forschergruppen unsauber gearbeitet haben. Heute wissen wir, das Promethium im Spektrallicht einiger Sterne gefunden wird, allerdings praktisch nicht auf dieser Erde! Erste Versuche wurden 1941	Nieren

	an der Ohio State University unternommen um Element 61 zu synthetisieren und sogenanntes Cyclonium hergestellt. Allerdings wurde die erste anerkannte Synthese 1947 in Oak Ridge durchgeführt. Das am längsten lebende Isotop vom Promethium ist Pm-145 mit einer Halbwertszeit von 17,7 Jahren. Es gibt keine praktische Verwendung diesen Metalles, so das nur geringe Mengen für wissenschaftliche Studien produziert werden.	
Samarium	Gelb Benannt nach dem Mineral Samarskit, von welchem es extrahiert wird, wurde Samarium 1879 durch de Boisbaudran gefunden. Das reine Metall hat einen silbrigen Glanz und läuft bei Raumtemperatur langsam an. Es ist magnetisch und hält seine magnetische Kraft für lange Zeit. Seltene Erden Magneten, wie zum Beispiel Samarium-Kobalt, erklären diese Eigenschaft. Wenn es auch Bestandteil von Samarskit ist, so wird es doch aus Monazitsand gewonnen, welcher 2,8 % Samarium nach Gewicht enthält.	Leber
Europium	Rosa Europium sieht aus und fühlt sich an wie Blei, wenn es auch nicht so dicht ist. Es wurde 1896 entdeckt und 1901 durch Demarcay isoliert, mit «reinen» Proben von Samarium	Hertz

	arbeitend. Benannt nach dem Kontinent Europa, ist es an dreizehnter Stelle des Vorkommens von seltenen Erden Metallen. Allerdings ist die Verfügbarkeit grösser als von Silber und Gold. Es ist das reaktivste der seltenen Erden Metalle. Verhält sich mit Wasser vergleichbar dessen von Calcium. Es wird aus Monazitsand gewonnen. Das reine Metall hat wenige Anwendungen. Einige seiner Verbindungen finden Anwendung als Aktivatoren in farb CRT Monitoren für Fernseher und Computer.	
Gadolinium	Farblos Gadolinium (abstammend von dem Mineral Gadolinit, benannt nach dem finnischen Chemiker Gadolin) ist ein weiches silbrig-Weißes Metall, welches als Legierung in einigen Stählen Verwendung findet und in der Herstellung einiger elektronischer Komponenten. Entdeckt wurde es von de Marignac, welcher sehr viele spektroskopische Untersuchungen der als Didymia bekannten Mischung machte und de Boisbaudran, welcher dieses Metall 1886 isolierte. Dieses Metall hat eine sehr hohe Kapazität thermische Neutronen zu absorbieren. Dadurch ist es ein exzellentes Material zur Kontrolle der Brennstäbe in Kernkraftwerken.	Nieren
Terbium	Rosa	Lunge

	Terbium ist nach Vorkommen an 14. Stelle bei den 17 seltenen Erden Metallen. Sein Vorkommen in der Erdoberfläche beträgt 0,9 ppm (etwa ein Teelöffel in 63 Tonnen) Dieses Metall wurde 1843 von Mosander (gemeinsam mit Erbium) entdeckt. Kleine Mengen von Terbium werden in speziellen Lasern verwendet. Der Monazitsand, aus dem Terbium üblicherweise gewonnen wird, enthält lediglich 0,03 % Gewichtsanteil.	
Dysprosium	Gelb Das griechische Wort Dysprositos (unzugänglich) gibt einen Eindruck davon, wie knapp diese Metall ist. Es ist doppelt so häufig vorhanden, wie Uranium. Das weiche, silbrige Metall wurde 1886 von de Boisbaudran entdeckt und wurde endgültig isoliert 1906 von Urbain. Das reine Metall wurde erstmals um 1950 herum produziert. Das reine Metall oxidiert schnell an der Luft.	Verborgene Lunge
Holmium	Gelb Holmium wurde 1879 von Cleve gefunden und nach dem lateinischen Namen Stockholms benannt. Wie die meisten anderen seltenen Erden Metalle, ist es silbrig und weich, und kann zu sehr dünnen Schichten verarbeitet werden. Bei Raumtemperatur ist es inaktiv, allerdings bei hohen Temperaturen und Feuchtigkeit sehr	Hertz

	reaktiv. Wie die meisten seltenen Erden Metalle, wird Holmium aus Monazitsand gewonnen, welcher 0,05% Holmium enthält. Holmium wird zum größten Teil in der Forschung verwand.	
Erbium	Rot	Nieren
	Wie die Geschichte der meisten anderen seltene Erden Metalle, liest sich die Geschichte von Erbium, wie die Geschichte unterschiedlicher Identitäten. Diese Elemente liegen meist als Oxide vor und häufig als Verbindungen. Chemisch sind die Oxide sehr ähnlich und waren zur Zeit ihrer ersten Untersuchung schwer zu separieren. So mag zum Beispiel eine Probe von «Lanthanum», zwei zusätzliche Elemente enthalten, wo zuerst keiner nach gesucht hat. Viele Chemiker dachten, dass die Oxide eigenständige Elemente seien. Yttriumoxid (welches gemeinsam mit Lanthanum und Scandium zu den «seltenen Erden» gehört) wurde gefunden und enthielt geringe Mengen an Erbium und Terbium, als auch deren Oxide. Aber die beiden sind sich so ähnlich, das in frühen Studien einige Verwirrung herrschte und wir heute wissen, dass das heutige Erbium ursprünglich Terbium war! In beiden Fällen hat Mosander diese Elemente entdeckt (1843 Erbium). Beide Elemente sind nach der schwedischen Stadt Ytterby benannt, welche auch namensgebend für Ytterbium und	

	Yttrium ist. Wie die meisten seltene Erden Metalle, ist Erbium silbrig weich und beschlägt leicht an der Luft.	
Thulium	Grün Das seltenste natürlich vorkommende der seltene Erden Metalle ist Thulium. Es wurde 1879 von Cleve entdeckt, bei der Arbeit mit Erbiumproben. Dieses Metall ist benannt nach dem alten Namen von Skandinavien, Thule. Wie die anderen Lanthanide ist Thulium von silbriger Farbe und sehr weich. Mann kann es mit einem Messer schneiden.	Milz
Ytterbium	Farblos Das erste sogenannte seltene Erden Metall, welches entdeckt wurde, ist nach der schwedischen Stadt Ytterby benannt. Es wurde 1878 von de Marignac entdeckt. Die erste Identifizierung wurde aus dergleichen Mischung gemacht, mit der die meisten Chemiker dieser Zeit arbeiteten. Oxide der Lanthanide, welche den Namen seltene Erden hervorbrachten, wegen ihrer pudrigen Konsistenz und brauner Farbe. Allerdings war es zu dieser Zeit, mit den damals vorhandenen technischen Möglichkeiten, schwierig diese Elemente zu separieren. Selbst aus Ytterbium wurde ein zweites Element gewonnen. Lutetium wurde in 1907 aus Ytterbium gewonnen.	Miltz

	Reines Ytterbium ist wie die meisten Lanthanide silbrig und formbar. Es reagiert langsam an der Luft zu einem Oxid. Ytterbium ist zu 0,03% in Monazidsand enthalten.	
Lutetium	Farblos Lutetium rangiert in seinem natürlichen Vorkommen der seltenen Erden Metalle nur über Thulium und Promethium (und von diesen gibt es schon wenig). Sein offizieller Name stammt vom alten Namen für Paris, Lutecia. Es wurde unabhängig voneinander von Welsbach und Urbain in 1907/08 gefunden. Die Verbesserung der Ionenaustauschmethoden und ihre Anwendung auf die Trennung seltener Erden Metalle machte die Trennung von Lutetium und Ytterbium möglich. Von Welsbach benannte Ytterbium Aldrebranium und machte aus Cassiopium Element 71. Dieses Metall ist das härteste und dichteste der seltenen Erden Metalle und das letzte der Lanthanide.	Milz

Die Metalle wirken gegen die zerstörende Kraft der ahrimanischen Dämonen, durch ihren Bezug zur Elektrizität. Sie zerstören den Licht Äther. Die Symptome sind häufig im ätherischen Körper. Es gibt sieben Hauptmetalle, es gibt sieben Hauptplaneten, welche die sieben Hauptorgane unterstützen.

1. Quecksilber, schützt die Därme gegen den Einfluss der ahrimanischen Kräfte.
2. Kupfer, schützt die Fortpflanzungsorgane gegen den Einfluss der ahrimanischen Kräfte.
3. Silber, schützt die Nieren gegen den Einfluss der ahrimanischen Kräfte.
4. Gold, schützt das Herz gegen den Einfluss der ahrimanischen Kräfte.
5. Eisen, schützt die Gallenblase gegen den Einfluss der ahrimanischen Kräfte.
6. Zinn, schützt die Leber gegen den Einfluss der ahrimanischen Kräfte.
7. Blei, schützt die Milz gegen den Einfluss der ahrimanischen Kräfte.

Eine Beobachtung die Aktinide und Lanthanide betreffend;

Es gibt 15 Lanthanide und 15 Aktinide.

- Erstens: Die zweite Hälfte der 15 Aktinide spiegelt den ersten Teil (1=15, 2=14 usw.)
- Zweitens: Die erste Hälfte der 15 Aktinide spiegelt den zweiten Teil (1=15, 2=14 usw.)
- Drittens: Alle Aktinide spiegeln die Lantanide wieder.

Nummer 1 und 2 haben Bezug zur Erde, der Milz. Dann Lunge und Niere, wenn wir 5 erreichen. Die Balance der Mitte ist die Lunge bei den Aktiniden und das Herz bei den Lanthaniden.

Wenn wir also mit dem "absteigenden" Teil anfangen. Der nächste nach dem balancierenden Punkt der Mitte ist dann die Niere, Nummer 8 in jeder Reihe, Nummer 5-6 spiegelnd. Dann Nummer 10 steht für die Lunge, Nummer 4 spiegelnd. Nummer 11 steht in beiden Reihen für Herz, Nummer 3 spiegelnd, aber hier zeigt es sich als kontrollierender Zyklus in der Lunge. Warum dies so ist, weiß ich nicht.

Dann etwas interessantes ist zu beobachten. Bei den Lantaniden die drei letzten, 13,14, 15, stehen für die Erde, die Milz.

Die Lantanide drücken den Kampf gegen die Dämonen, die den Astralkörper angreifen, die luziferischen Dämonen, aus.

Die Aktinide aktivieren oder zeigen den Kampf gegen die Dämonen, welche das "I" attackieren, die Azuras.

Die Lantanide wurden 1787 gefunden, als der Kampf gegen die luziferischen Dämonen begann.

Die Aktinide wurden im 20. Jahrhundert gefunden, als der Kampf für das menschliche "I" begann.

Abschlussbemerkungen

Eine Auferstehung.

In meinem ersten Buch hatte ich eine Abschlussbemerkung, genannt „ein Requiem", geschrieben. Die Schlussfolgerung war hier wie folgt: .....

Wir sind zusammen in einer Reise des Wissens bis zur letzten Seite gekommen, dem Ende des „aktiven Lebens" dieses Buches.Inzwischen solltest Du mehrere Stunden damit verbracht haben, dieses Werk zu lesen. Wenn das nicht so ist, gehe bitte zurück und lies es nochmals bevor Du fortfährst! Man verdirbt den Genuss eines Thrillers, wenn man die letzte Seite zuerst liest! Ich möchte, dass Du dieses Requiem nur liest, wenn Du die Ideen in diesem Buch begriffen hast und Du diesen Denkprozess zu einem instinktiven Teil Deines eigenen Denkprozesses gemacht hast.

Ein Requiem ist eine formelle Abschiedszeremonie für die Toten. In seiner kürzesten Form kann es eine Notiz an einem Grabmal oder einer Grabstätte sein. Es zeigt über das Grab, über den Tod, hinaus zum Jenseits. In der christlichen Tradition ist das üblichste Requiem "Requiescant in Pacem – Mögen sie in Frieden ruhen".

In gewisser Weise möchte ich mit diesen letzten Worten alles, was ich in diesem Buch gesagt habe, zerstören, aber auch die Notwendigkeit seines Schreibens zeigen. Wie das Leben, das im Laubfall des Herbstes stirb, wiederaufersteht in den grünen Trieben des Frühlings, so zeigt dieses Requiem, dass alles, was in diesem Buch geschrieben wurde, wiederauferstehen wird auf eine neue Art und Weise, in einem neuen Sinn- und Zusammenhangs-Leben.

Die komplizierten medizinischen oder heilenden Systeme, die wir gemacht haben und an die wir glauben, arbeiten nicht in oder von ihnen selber. Die wichtigste Komponente des Heilens ist unser eigener Wille und unsere Intention, welche den Glauben des Patienten und die Selbstheilung zum Beispiel, die heilende Leistungsfähigkeit unseres Körpers selber, entzünden kann. Die meisten Personen weisen die Idee zurück, dass der „Glaube" eines Tieres (wenn es dort so eine Fähigkeit gibt) etwas mit klinischen Ergebnissen zu tun haben kann. Wie auch immer, Tierbesitzer und die meisten guten Tierärzte (ob konventionell oder holistisch) wissen, dass Tiere hoch entwickelte Instinkte haben, um „Freund" von „Feind" zu unterscheiden. Es ist unheimlich, wie oft Tiere die guten Intentionen eines holistischen Tierarztes fühlen. Normalerweise reagieren sie dadurch, dass sie Behandlungen oder andere Eingriffe erlauben, solche wie vielzählige Nadeln oder spinale Manipulationen, die viele konventionelle Tierärzte in große Gefahr bringen würden, gebissen, gekratzt oder getreten zu werden! Holistische Tierärzte wissen, dass Tiere sie als „Freund" ansehen. Diese Intention und dieser Wille und diese Beherztheit, zu heilen und gesund zu machen, trägt auch das Potential zu heilen oder die Selbstheilungskräfte des Patienten ganz durch sie selber einzuleiten. Wie zwei meiner Lehrer gesagt haben:

- "Wenn Du Dir wirklich die Wirkungen eines Punktes vorstellen kannst, brauchst Du keine Nadel einstechen" (Georg Bentze)
- "Wenn Du wirklich die Arbeiten eines homöopathischen Heilmittels verstehst, ist es genug, zu denken, dass man es zu einem Patienten gibt." (Margit Engel).

Die Ideen in diesem Buch sind fehlend oder es ist schwierig, sie in anderen Büchern zu finden. Wie auch immer, diese Ideen sind sehr wichtig für Professionelle, die ihre klinischen Erfolgsraten verbessern möchten. Wenn Du dies aufgenommen hast und es für Dich selbst wirklich gemacht hast, wird es überflüssig für Deine Bedürfnisse und Du kannst es entlassen. Wenn dies passiert, ersteht es als Deine eigenen heilenden, intuitiven Kräfte auf. Dann wirst Du ein echter Heiler.

Ich lade Dich sehr aufrichtig ein, diese Methoden aufgeschlossen und mit einem wahrhaftigen, liebenden Herzen zu probieren.

In diesem Buch habe ich dies vertieft und ausgeweitet, die Schlussfolgerung einen Schritt weiter bringend.

Die Schlussfolgerung des Requiems.

Und die Schlussfolgerung des Requiems ist die Auferstehung.

So wie das Christentum nichts ohne die Auferstehung ist, ist Heilen nichts ohne die Lösung der Translokation. Des Weiteren muss die spirituelle Wirklichkeit einer Erkrankung erkannt werden. Wenn diese grundlegenden Sachverhalte verwirklicht werden, können wir echte Heiler werden.

Anerkennung

Ich danke meinen Kollegen und Inspiratoren

Wie immer lebt der Mensch nicht allein in der Welt.

Dieses Buch wäre unmöglich zu schreiben gewesen ohne die Inspiration und Ratschläge von engen Freunden und Kollegen wie: THP Corinne Dettmer, Dr. Med. Vet. Markus Steiner, Dr. Rudolf Steiner, Krankenschwester Margit Buen, Künstler Philip Nordtvedt, Dr. Vet. Prof. Bruce Ferguson, Dr. Ferdinand Niessen und Dr. Med. Vet. Kristin Heczko.

Ich danke Euch allen.

www.ingramcontent.com/pod-product-compliance
Lightning Source LLC
Chambersburg PA
CBHW070250230526
45470CB00002B/557